特殊医学用途配方食品开发技巧与实践

靖 会 佐建锋 编著

中国健康传媒集团

中国医药科技出版社

内容提要

本书从五个方面对特殊医学用途配方食品进行了介绍，包括：特殊医学用途配方食品概述、与国外特殊医学用途配方食品的比较和分析、临床应用、研发策略、临床应用创新及市场；同时针对《特殊医学用途配方食品注册管理办法》进行了解读，并通过图表的方式分析不同产品的营养成分、营养素供能比、与疾病的关系，以及市场发展现状与前景等。

本书内容翔实，实用性强，可作为临床医师、营养师、营养医师及相关人士的参考用书，也可为相关企业开发新产品提供思路。

图书在版编目（CIP）数据

特殊医学用途配方食品开发技巧与实践／靖会，佐建锋编著.—北京：中国医药科技出版社，2019.6

ISBN 978 – 7 – 5214 – 1164 – 5

Ⅰ.①特…　Ⅱ.①靖…②佐…　Ⅲ.①疗效食品–食品加工　Ⅳ.①TS218

中国版本图书馆 CIP 数据核字（2019）第 083713 号

美术编辑　陈君杞
版式设计　南博文化

出版　**中国健康传媒集团**｜中国医药科技出版社
地址　北京市海淀区文慧园北路甲 22 号
邮编　100082
电话　发行：010 – 62227427　邮购：010 – 62236938
网址　www. cmstp. com
规格　787×1092mm $\frac{1}{16}$
印张　11 ½
字数　249 千字
版次　2019 年 6 月第 1 版
印次　2019 年 6 月第 1 次印刷
印刷　三河市万龙印装有限公司
经销　全国各地新华书店
书号　ISBN 978 – 7 – 5214 – 1164 – 5
定价　**38.00 元**

获取新书信息、投稿、为图书纠错，请扫码联系我们。

前　言

特殊医学用途配方食品（FSMP）也称作医用食品，自20世纪70年代开始在欧美发达国家大量应用，经过五六十年的高速发展，在临床营养支持或治疗中的地位已经十分显著，经过大量的临床研究，其在临床中的应用不仅可以降低综合治疗成本，而且能使患者更多受益，因此采用FSMP进行营养支持或治疗也得到了广泛的关注。由于FSMP的特殊性及我国应用经验的缺乏，该类产品20世纪进入我国时按照药品进行管理，经过长期应用积累了相关经验后，我国于2016年7月1日正式颁布《特殊医学用途配方食品注册管理办法》，该办法的颁布标志着我国FSMP进入新的发展阶段。

FSMP的开发基础是营养学和临床医学，属于特殊行业，因此我国在此行业积累的经验不足，导致该行业的人才不足以及相关法律、法规不完善，阻碍该产业在我国的发展。本书对国外产品案例及产品线进行了分析，以便为国内从业者开发同类产品提供相关的研究思路。

本书首先对FSMP发展史、欧美相关法规的变革及我国相关法律、法规的变革进行汇总，以分析该行业在我国的未来发展趋势；其次对费森尤斯卡比和纽迪希亚的产品线进行汇总，分析国外产业巨头在该行业的布局发展趋势，为我国行业发展方向的选择奠定基础；再次对国外FSMP在医院和家庭的应用情况进行分析，明确其市场价值和应用方向，为企业布局特FSMP行业提供方向建议；同时通过理论分析和产品开发过程中的实践经验，以案例形式总结了全营养FSMP和非全营养FSMP开发逻辑和开发注意事项；最后对国外精准营养的文献进行综述，为我国未来精准营养的发展提供参考。

本书不仅适合从事FSMP开发的研发人员阅读，以了解该类产品开发的思路和相关实践经验；也适合拟进入该行业的企业管理者阅读，以了解国外的发展趋势。

笔者虽然有多年该类产品的开发经验，但因FSMP在我国仍然属于新兴行业，难免因为个人知识及经验的局限性导致部分观点存在偏差，不足之处，还请各位读者斧正！

编者
2019 年 2 月

目 录

第一章 特殊医学用途配方食品概述

特殊医学用途配方食品（food for special medical purpose，FSMP）隶属于肠内营养（enteral nutrition，EN）产品，是为了满足进食受限、消化吸收障碍、代谢紊乱或特定疾病状态人群对营养素或膳食的特殊需要，专门加工配制而成的配方食品。该类产品必须在医生或临床营养师指导下，单独食用或与其他食品配合食用。国家食品安全标准对于该类产品的定义着重强调：①用于特定人群；②需要一定的加工工艺和配方；③必须在医生或营养师指导下食用，以体现该类产品与普通天然食物的主要区别。

自从 FSMP 在国外应用已经有大约 50 年的历史，在国内应用也有大约 40 年的历史，但是其在国外和国内管理的方式却不同，在欧美倾向于按照良好生产管理规范（GMP）的食品进行管理，所以在众多的超市、药店均可自行购买；但在中国和日本则倾向于按照药品进行管理，销售和应用的场所也多在医疗机构或者其他相关机构。

因为自 FSMP 进入我国以来，产品的监管一直以药品的方式进行管理，虽然在我国的应用已经有大约 40 年的时间，但是行业的发展主要靠临床应用经验的积累，而与 FSMP 相关的其他产业的发展（如配方设计、产品开发、临床营养基础研究等）还处于基础阶段，因此该行业在我国还属于新领域。随着临床应用经验的积累，逐渐证明了 FSMP 在临床中对营养不良的干预/治疗作用，同时多年的临床应用经验，已经能够指导该类产品的开发，因此为该类产品的发展奠定了临床基础。在日益增长的营养需求和昂贵的医疗费用的双重影响下，FSMP 的发展也迎来了契机。

第一节 国外特殊医学用途配方食品的发展史

与任何科学发展一样，FSMP 的发展也经历了探索阶段和完善阶段。从希波克拉底时代起就开始有了肠内营养的理念，并已进行初步应用；最近几十年由于科学技术的进步，使得 FSMP 在临床中的应用也越来越完善，已经获得了飞速发展。自 1942 年上市了第一款适用于蛋白质过敏的 FSMP 商业化产品至今，国外大规模使用 FSMP 已经有 70 多年的临床经验，在我国也有 40~50 年的经验。

FSMP 的发展基于临床应用的发展，在过去的 50 多年中，FSMP 的使用方法和配方取得了很大进展。安全、有效地使用 FSMP 基于肠内接入装置和技术的发展及肠内营养制剂的发展。随着医疗条件的不断改善和科学技术的进步，逐渐出现了独特的且具有创造性的喂养方式，从使用动物皮、骨制备简单装置到采用工业化的喂养管；从单纯的口服到管饲；从鼻胃管到经皮内窥及空肠造口术（PEJ），而且随着研究的深入，喂养方式也越来越复杂，比如使用在线加热的喂养泵以及精确定量的喂养泵，以确保患者在接受肠内营养治疗时具有良好的效果，同时减少使用过程中的并发症，提高患者的使用依从性及临床效果。随着 FSMP 的广泛应用，尤其最近十几年，FSMP 在生命维持和挽救过程中的创新不胜枚举。广义的肠内营养是指能够将营养素通过口或者喂养管进入消化道的任何方法。依据现代临床观点，肠内营养是指一种通过喂养管将营养物质输送至患者的胃、十二指肠或上空肠末端的技术或方法。

肠内营养治疗历史可以追溯到 3500 年前的古埃及时代。据希罗多德记载，公元前1500 年，古埃及人将动物的膀胱绑在小黏土或陶瓷制成管上，将营养物质或者药物置于动物膀胱中，通过直肠灌肠的方式输送营养物质或者药物。公元前 400 年，希波克拉底等希腊医生采用类似埃及人使用的装置，将葡萄酒、牛奶、乳清蛋白、小麦和大麦肉汤进行直肠灌肠，这便是最早的匀浆膳。公元 1500 年，Ryff 和 Scultetus 使用具有侧孔的银管和铅管摘取食管中的鱼骨和其他异物。1598 年，威尼斯人 Capivacceus 用一端系有动物膀胱的空管插入食管并输注营养物质，开启了利用管饲为不能摄入食物的患者提供营养物质的新时代。1617 年，Fabricius ab Aquapendente 将营养液倒入口腔，或用从鼻腔放置的小银管将其引入破伤风患者的咽部或上食管，从而挽救了一些生命，至此打开了营养治疗的大门。1646 年，Van Helmont 用柔性皮革制造了一种可以直接进入食管的柔性导管，这便是喂养管的前身。1776 年，John Hunter 使用注射器与空心管或者软导管连接，将营养物质直接灌注到一个险些溺亡的患者胃中进行营养支持。1790 年，John Hunter又将柔软光滑的鳗鱼皮包裹在柔软的鲸骨上制成一种便于通过食管进入胃的密闭装置，另外一端连接一个与动物膀胱相连的中空木管上，组合成了一个类似于现代肠内营养袋和喂养管结合的混合装置，他采用该装置把鸡蛋、糖、牛奶、酒和果冻等营养物质输送给一个 50 岁的中风患者，直到患者恢复吞咽功能、可以自主进食，这个案例开创了长期管饲的先河，使人们认识到营养在生命挽救过程中的重要性。

19 世纪的欧洲打开了现代营养之门，在 18 世纪借助天然材料进行输注营养的基础上，法国人 Dupuytren 和 Renault 分别于 1803 和 1823 年开辟了现代营养之路，在其研究营养支持的过程中，使用了一种可以用于胃内容物吸入和喂养的胃管和泵，这表明可以有效地控制营养物质的输送；在此期间，远在美国费城的 Philip Syng Physick 和伦敦的 Sir Astley Cooper 也发表文章对胃管和泵进行了描述，这一切都要得益于现代科技的发展。随着科技的进步，1878 年，Brown Sequard 将牛肉和猪胰腺共同粉碎，对患有"食道痉挛"的患者进行了 5~8 天的直肠喂养，该方法利用猪胰腺中的酶分解牛肉中的蛋白质，以利于营养物质的吸收。虽然这种方式可以有效地解决营养吸收问题，但是其带来的身体异物感和不适性在长期喂养中却是极大的问题，美国总统 James Garfield 用这种方式被喂养了 79 天的牛肉冻、肉汤、威士忌和去纤维血后，由于难以接受其带来的不适感和刺激性，同时因为营养物质主要在小肠吸收，而直肠吸收营养的能力非常差，于是放弃了这种方式，因此对于直肠喂养这种方式的接受度越来越低，最终导致该方法声名狼藉。1910 年，Max Einhorn 用他的"十二指肠泵"（管子末端有一个金属胶囊，通常用来取样十二指肠内容物）把牛奶、鸡蛋、糖和水直接输注至不能通过口腔和胃喂养的患者，正式开始十二指肠喂养。1918 年，Andresen 引入术后早期喂养的概念，通过雷夫斯管（Rehfuss）将舒化牛奶、葡萄糖和酒精直接输注至空肠，开启了空肠喂养新时代。

1939 年，Stengel 和 Ravdin 将两个平行的管系在一起，通过口 - 胃和口 - 空肠法给患者术后喂食，其中较短的一根管子用于胃减压，较长的用于空肠输送酪蛋白水解物、葡萄糖、盐和水，这种配方组合方式即为初期的 FSMP。同年 Abbott 和 Rawson 改进了 Stengel／Ravdin 技术，制备了一种精密的、特殊构造的模制双腔管，该双腔管通过鼻腔插入，用于胃肠减压术后空肠减压和胃肠造口术后远端空肠喂养。Abbott 采用部分消化的脱脂牛奶用于肠内喂养以增强吸收，同时他研究发现所输注的牛奶不能被完全预消化，因为当输注完全预消化后的牛奶会造成更高的渗透压从而引起腹泻，此发现开启了 FSMP 配方研究基础和肠内营养并发症的关系研究。次年，Miller 和 Abbott 引进了一种具有长双腔和气囊的管，用于输送营养至小肠远处高位梗阻或近处低位梗阻处。1942 年，Bisgard 报道了使用外科手术创建的胃造口后插入胃管用于减压，术后采用空肠喂养的方式进行营养物质输送。同年，第一个商品化的肠内营养产品 Nutramigen® 诞生，用于治疗儿童蛋白质过敏疾病。1943 年，Elman 通过空肠管将 10% 酪蛋白水解物（30% 小肽和 70% 氨基酸）和 10% 葡萄糖连同维生素和盐一起在手术前或放疗期间喂给衰竭患者。1943 年，Panikov 在近端小肠中置入了套管针，将高卡路里的牛奶、黄油、鸡蛋、糖、盐和水的混合物通过附在套管针上的橡皮管注入，用于腹部创伤恢复的俄罗斯士兵的营养支持。

1944 年，Tui 和他的同事通过 Abbott - Rawson 管给患者喂养高卡路里、高氨基酸食物，结果该喂养方案使胃大部切除术的十二指肠溃疡或幽门癌患者实现了正氮平衡。此后，Tui 提出了"高营养化"的概念和术语，其主要目的是为虚弱的或者营养不良的肿瘤患者提供足够的营养。

20 世纪中叶，现代肠内营养治疗时代开启，随着研究的不断深入，更多更科学的肠内营养方法得以运用，使越来越多的患者受益，并且成功地解决了临床上的一些营养治疗难题。

  1947 年，Riegel 及其同事对胃大部切除或开颅术的患者进行研究，他们通过各种肠内喂养技术对患者进行营养支持后实现了术后氮平衡。根据研究，患者对蛋白质和能量的需求分别需要达到 1.88 g/(kg·d) 和 30~46 kcal/(kg·d) 的水平才能够保证其达到正氮平衡或氮平衡。1949 年，Rose 给 4 名自愿参加研究的年轻研究生喂养由高纯氨基酸、蔗糖、玉米油、淀粉、维生素和矿物质组成的肠内营养产品，最终得出了人体对氨基酸的需求量，奠定了现代肠内营养产品中蛋白质使用量的理论基础。

  1952 年，Boles 和 Zollinger 通过空肠造口术（16F 橡胶导管/胃造口术）对 103 名患者进行喂养，证明了营养和预后的相关性。1954 年，Pareira 及其同事发表文章报道了对 240 名患者进行管饲喂养的经验，总喂养时间累计达到 7000 天，在研究中共有 12 例患者进行了为期 3~9 个月的管饲营养治疗，这项研究表明长期喂养的安全性和有效性得到了验证；另外有 20 名患者实现了家庭肠内营养，此举开创了 HEN 的元年，同时也证明了长期肠内营养支持的可行性，为肠内营养积累了更多的经验。

  1954 年，McDonald 在 75 名胃切除术患者中采用金属套管将小型聚乙烯喂养导管导入距十二指肠远端 12 英寸的空肠，开创了空肠营养管饲新时代。20 多年后的 Page 及其同事和 Delaney 及其同事分别在 1975 年和 1977 年也进行了类似报道。

  1956 年，Smith 和 Lee 对 11 例 BillrothⅡ式胃大部切除术后十二指肠残端瘘的患者通过空肠造瘘术将喂养管插入空肠，给予患者水解乳清蛋白、葡萄糖、酒精、电解质、维生素和微量元素。这为空肠造瘘术用于肠内营养提供了新举措。

  从 1957 年开始，由美国国家航空航天局（NASA）赞助的 Greenstein 和 Winitz 研究小组进行了一系列营养研究，特别是在氨基酸生物化学方面，他们于 1970 年成功研制出了一种有明确配方的低残留、可用于太空旅行的食物，随后被称为"太空饮食""化学配方的饮食"和"元素饮食"，由基本的营养素组成，主要包括 18 种氨基酸、单糖、必需脂肪、矿物质和维生素。Greenstein 和 Winitz 研究小组将维持正常生理功能的各种成分进行精心调配，最终制成一种无纤维的食品，这便是医用食品的前身，为其商业化发展奠定了基础。与此同时，该研究还促进了仍处于萌芽状态的肠内营养配方和膳食补充剂工业的发展。

  1959 年，Barron 和 Fallis 及其同事采用直径为 2.5 mm 的聚乙烯管喂养数百名患者，这是肠内营养取得里程碑式进展的一个重要标志。Barron 对于肠内营养的贡献在于他发明了喂养泵，其可以将粉碎的固体和液体食物通过喂养泵直接输送到消化道。1969 年，Stephens 和 Randall 首次通过小口径聚乙烯管鼻饲（5F 或 8F）或通过胃造口将配方食物输送至患者的消化道，用于危重外科（ICU）患者的部分或完全营养支持，在实践中一些患者实现了正氮平衡。这一举措开启了 ICU 肠内营养的新纪元。

1970 年，Winitz 及其同事采用"化学配方液体食物"在健康男性志愿者中进行了一项为期 6 个月的研究，最终所有志愿者的机体功能和营养状况均良好，此项研究不仅验证了 FSMP 可以满足机体的需求，同时也验证了该类产品长期使用的安全性毋庸置疑。该研究的成功为肠内营养产品配方的发展奠定了科学基础。

1980 年，Puns 首次公开报道了经皮内窥镜胃造瘘术（PEG）喂养技术和相关经验，这一技术使无数患者受益。

1989 年，Shike 及其同事对具有吸入风险或者胃切除手术的患者进行 PEJ 并施以肠内营养支持。

1989 年，FDA 对医用食品进行了规范的定义。1990 年，Talbot 为美国实验生物学协会联合会（FASEB）界定和总结了用于医疗目的的特殊食品的科学审查指南，并于 1994 年提交 FDA。

时至今日肠内营养已经在欧美发达国家得到了长足的发展，各个公司不仅拥有大量的 FSMP，同时还拥有许多与 FSMP 输注相关的器械、设备和技术。这一切都要归功于雅培、雀巢、达能集团、费森尤斯卡比集团等公司不断地进行相关研究，研发出了许多让无数患者受益的产品和技术。随着基础研究的不断深入，FSMP 的配方发展从宏观营养素转入微观营养素的研究，更多具有治疗功能性的成分（如谷氨酰胺、ω-3 多不饱和脂肪酸、精氨酸等）也逐渐用于 FSMP，以改善患者的营养状况和身体状况。

自肠内营养引入中国以来，先后在北京协和医院、南京军区总医院等进行了试点，随后更多的三级甲等医院建立起营养科，对 FSMP 的使用持续探索，如今营养的重要性不言而喻，越来越多的医院建设营养科以期从营养的角度解决更多的临床问题，为更多的患者服务。

第二节　我国特殊医学用途配方食品的发展史

由王宝恩、蒋朱明、陆召麟等教授发起的"中华医学会临床营养学分会"于 2002 年 12 月 29 日经第 22 届理事会第 8 次常务理事会议审批同意成立。2003 年 7 月 8 日更名为"中华医学会肠外肠内营养学分会"，2004 年 2 月 23 日获批，中华医学会肠外肠内营养学分会（CSPEN）正式成立。该学会的成立为我国 FSMP 的发展奠定了学术基础，也为规范统一的临床研究奠定了行业基础。

我国的 FSMP 发展较晚，基本是在欧美国家 FSMP 发展的基础上开始的，但是与欧美国家 FSMP 发展不同，我国是在相当长时间的临床应用上积累经验，再发展拥有自己特色的 FSMP。随着经验的不断积累,以及满足行业发展的基础的确立,我国的 FSMP 也逐渐实现从药品转向特殊膳食。

纵观我国的 FSMP 发展史,最直观的就是产品从药品属性转向 FSMP 属性,但是行业在转变过程中却经历了不同的阶段。根据转变过程中的特点,行业的发展经历了三个阶段。第一阶段:临床应用阶段,该阶段主要是临床经验积累,通过产品使用,不断地积累该类产品的用法,探索更科学合理的配方和安全性。第二阶段:法规制定,通过多年的临床研究成果进行相关法规和指导原则的制定,通过临床经验指导产品的发展,对国外产品进行持续改善。第三阶段:产品发展,本阶段是在前两个阶段工作完成的基础上发展的,通过研发新的产品以适应临床需求。

一、临床经验积累

1973 年,距第一个引进我国的肠内营养制剂 Vivonex S 进行临床应用以来已经有 50 多年的时间了,但是行业的发展主要是靠临床使用经验的积累,这为我国 FSMP 的发展奠定了基础。通过中国知网以"肠内营养"为篇名进行检索,发现 1989 年至今已经发表了 14626 篇有关肠内营养的论文,其中博硕士论文为 340 篇。在 1978 年时仅发表了 1 篇有关肠内营养应用的论文,而 2000 年已发表的文献突破 100 篇,2008 年全年可检索到的论文为 550 篇,2017 年已发展为 903 篇,详见图 1-1。再以"肠外营养"为篇名进行文献检索,结果发表论文总数仅为 2486 篇,仅为肠内营养文献总数的 17.0%;2017 年肠外营养文献总数为 140 篇,相当于当年肠内营养文献总数的 15.5%,虽然看起来肠外营养的研究论文也在不断增加,但是 2015 年发表论文数量达到高峰的 169 篇后便出现下降趋势,2017 已较 2015 年总数量下降 17.2%,详见图 1-2。从文献发表的数量可以看出,肠内营养产品在国内的应用正持续增加。

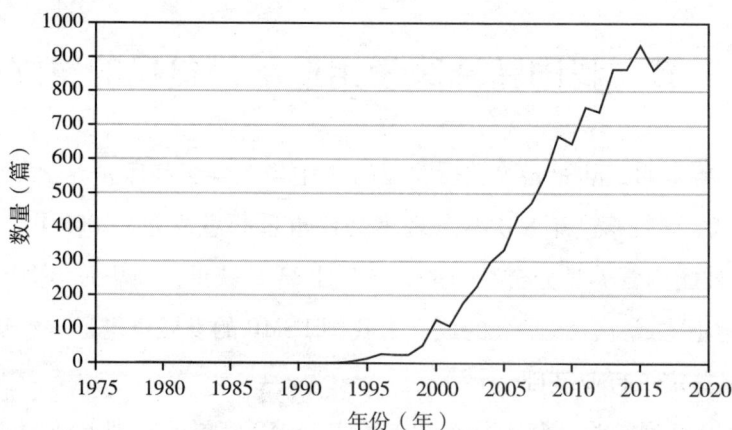

图 1-1 1978～2017 年国内肠内营养研究文献数量统计

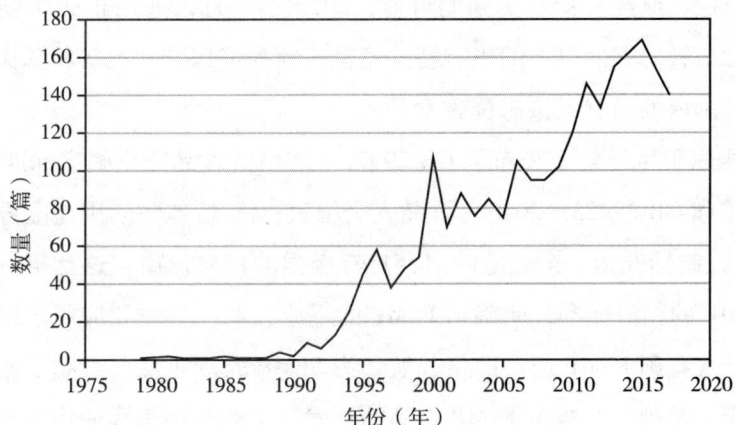

图 1-2　1978~2017 年国内肠外营养研究文献数量统计

通过 SciencDriect 以"Enteral Nutrition"为题名进行检索，也得到了类似的结果，国外的肠内营养研究也在不断增加。详见图 1-3。

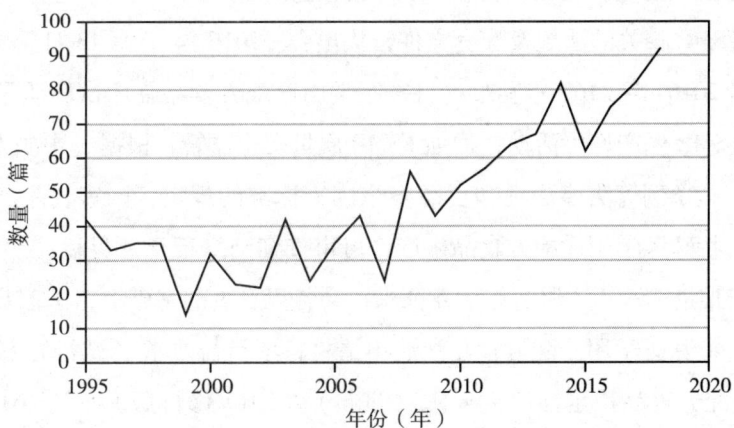

图 1-3　1995~2017 年国外肠内营养研究文献数量统计

二、法规制定

FSMP 在我国的存在已经有几十年的时间，但在 2016 年 7 月 1 日之前均按照药品管理，且品种稀少，究其原因是因为当时采用的是一套相对复杂的管理体系，从而使这类产品的创新变得缓慢，这与美国在 20 世纪 70 年代的情况类似。随着 FSMP 的广泛使用及日益增长的临床需求，需要对 FSMP 的产业发展做出长远的发展规划，该愿景推动了FSMP 相关法律法规的建立。

2010 年 12 月，国家卫生和计划生育委员会（简称国家卫生计生委）发布了 GB 25596—2010《食品安全国家标准 特殊医学用途婴儿配方食品通则》，这标志着 FSMP 行业战略规划的形成，已经有初步实施的可能，2012 年 1 月该通则正式实施。特殊医学用途婴儿配方食品指针对 1 岁以下的患有特殊紊乱、疾病或医疗状况等特殊医学状况婴儿的营养需求而设计制成的粉状或液态配方食品。

2013 年，国家卫生计生委公布了 GB 29922—2013《食品安全国家标准 特殊医学用途配方食品通则》和 GB 29923—2013《食品安全国家标准 特殊医学用途配方食品良好生产规范》，这两项强制标准和一个规范的出台具有极强的指向价值，这是第一次在食品安全标准中出现 FSMP 的相关标准，明确了 FSMP 的适应人群、分类和应用。这两项强制食品标准的发布标志着我国 FSMP 产业即将起航，为 FSMP 的行业发展绘制了蓝图，也为各种标准的制定奠定了基础，对规范 FSMP 产品的开发、生产、销售和使用具有指导意义。

2015 年 12 月 8 日，经国家食品药品监督管理总局局务会议审议通过了《特殊医学用途配方食品注册管理办法》，由国家食品药品监督管理总局局长毕井泉于 2016 年 3 月 7 日签署（第 24 号令），并于 2016 年 7 月 1 日正式开始执行。该注册管理办法的发布，确立了 FSMP 发展的法律基础，也为行业从规划到实施奠定了基础。

此后，与 FSMP 相关的法规及配套文件密集出台。2016 年 10 月 13 日，国家食品药品监督管理总局公告 2016 年第 162 号发布《特殊医学用途配方食品临床试验质量管理规范（试行）》。为规范 FSMP 生产许可活动，加强 FSMP 质量安全监管，根据《中华人民共和国食品安全法》及其实施条例等法律法规和食品安全国家标准的规定，国家食品药品监督管理总局组织起草了《特殊医学用途配方食品生产许可审查细则（征求意见稿）》，于 2017 年 2 月发布。为进一步推进 FSMP 注册工作，在征求社会各界意见的基础上，国家食品药品监督管理总局修订了《特殊医学用途配方食品注册申请材料项目与要求（试行）（2017 修订版）》《特殊医学用途配方食品稳定性研究要求（试行）（2017 修订版）》，于 2017 年 9 月 5 日正式发布。2017 年 11 月网上注册通道开启，为产品注册提供了渠道。除此之外，适用于肾病、肿瘤、糖尿病等患者的特定全营养产品临床试验指南也均已发布。这些标准的发布表明 FSMP 的产业已具备完整的发展条件，同时指导了行业参与者对产品的开发。

这标志着我国 FSMP 从法规制定到产品注册的实质性转变，开启了 FSMP 的新篇章，为我国 FSMP 产业的发展奠定了政策基础。

三、产品发展

自《特殊医学用途配方注册管理办法》实施以来，国内众多企业纷纷产生进入该领域的想法，但是由于该类产品在相关法规的规定下，具有一定的技术门槛和市场准入难度，因此观望者居多。根据现行的法律法规规定，FSMP 是集食品和药品于一身的特殊商品，研发和生产管理也十分类似美国的 GMP 食品，同时对于销售渠道也仅限于药店或者医院，这样的市场准入与药品几乎一样，因此能够参与该行业发展的也主要是药品生产企业或者婴幼儿配方乳品生产企业。

根据国家市场监督管理总局发布的信息，截至 2018 年 10 月共批准了 8 家企业的 18 款产品，第一批申报者包括 5 家外交企业和 3 家国内企业。其中，有 16 款适于 1～10 岁的儿童使用，多数产品适用于早产儿童或低体重婴儿以及氨基酸代谢障碍的儿童，而产品申报者几乎均为婴幼儿配方奶粉生产企业或者具有该类产品生产经验的企业；具有药品生产和研发背景的苏州恒瑞健康科技有限公司获批两款非全营养 FSMP（电解质配方）。从目前披露的信息来看，参与的主体仍然是外企，国内企业也仅限于技术资本雄厚的大型企业。

从产品批准信息来看，低体重儿童、早产儿及蛋白质过敏儿童的相关产品是各家企业相互竞争的主战场，这是因为 GB 25596—2010 发布时间较早，相关企业能有更多的时间和机会去进行产品的开发，该通则是在婴幼儿配方乳粉相关法律法规的基础上演变而来，而我国早在 2010 年就已经对婴幼儿配方乳粉行业进行了强制升级，卫生部发布了 GB 10765—2010《食品安全国家标准 婴儿配方食品》和 GB 10767—2010《食品安全国家标准 较大婴儿和幼儿配方食品》两项食品安全标准，2013 年 12 月 25 日国家食品药品监督管理总局又发布了《婴幼儿配方乳粉生产许可审查细则（2013 版）》，提高了行业的标准，这推动婴幼儿配方乳粉行业进入规范化运营，一切都为特殊医学用途婴幼儿配方食品的开发奠定了基础。

第三节　特殊医学用途配方食品的分类及特点

FSMP 在欧美国家已经发展了几十年，新产品不断地根据临床需求而产生，以费森尤斯卡比公司为例，公司共有 40 多个 FSMP 产品，所有产品都有其独特的特征，方便患者根据自身情况选择合适的产品。费森尤斯卡比的多数产品为全营养配方产品，只有极个别属于特定全营养产品，如肿瘤患者适用的产品 Supportan®，糖尿病患者适用的瑞代（Fresubin® Diben）等，为了方便不同的患者筛选产品，该公司采用双品牌区分患者适用人群，同时通过产品名称的不同后缀区分产品的使用途径。费森尤斯卡比公司将产品按适用年龄划分为 1～10 岁和 10 岁以上人群，前者使用 Frebini®商标，后者则使用 Fresub-in®商标。按照使用途径分为管饲和口服两种类型，管饲产品的产品名称后缀以"Tube Feed"结尾，如 Fresubin® Oringinal Tube Feed 表示 10 岁以上人群的管饲产品；而口服产品的产品名称以"Drink"结尾，如 Fresubin® Energy Drink 表示成人用口服营养补充剂。

在中国 FSMP 类产品按照不同的分类标准具有不同的分类方法，目前认可度比较高的分类方法是以产品的应用方式或服务对象或营养素特性进行分类。通过第一种分类方式可以直观地了解产品的特性，如是否针对特定疾病，是否可以单独使用等，属于 GB 29922—2013 中的法定分类方法；第二种分类方案则是沿用之前的方案，可以更直观地区分适用对象的胃肠道消化吸收功能，以方便选择合适的产品。

一、按照产品的应用方式或服务对象分类

按照 GB 29922—2013 的规定，在我国以产品的应用方式或者服务人群将 FSMP 分为：①全营养配方食品，其可作为单一营养来源满足患者营养需求，该类产品的配方以普通人群的营养素摄入量为依据而开发，可以满足多数患者的需求；②特定全营养配方食品，该类产品与全营养配方食品一样，可以作为单一营养来源满足患者的需求，但是其配方中的营养素是根据患者所患疾病的特殊营养需求或者疾病的能量代谢特征而设定的，因此仅能满足某类患者的需求，按照我国法规要求，特定全营养配方食品包含肿瘤、肾病、炎性肠病等 13 类患者所适用的产品，详细配方特点及解读见表 1–1；③非全营养配方食品，该类产品的目的是为了配合全营养产品使用，以达到满足患者的个性化营养需求，不能作为单一营养来源使用。

表 1–1　常见特定全营养配方食品及配方特点

疾病类别	主要配方特点
糖尿病	①对脂肪、蛋白质、碳水化合物功能无特殊要求，与普通全营养产品类似；②血糖生成指数（GI）<55；③钠含量 30~75 mg/kcal
呼吸系统疾病	①提高脂肪供能以减少呼吸商，从而降低呼吸系统负担；②脂肪供能 30%~55%，当脂肪供能 >40% 时，其中中链甘油三酸酯（MCT）供能占 10%~20%，在增加脂肪供能比时，脂肪的摄入量增加，将加重肝脏负担，故利用 MCT 独特的代谢特点，以减轻肝脏负担，减少并发症；③增加 ω–3 多不饱和脂肪酸，目的是利用其一定的抑制炎症效果，以降低并发症
肾病	①对于肾病非透析患者应当采用低蛋白配方，以减轻肾脏负担；②对于肾病透析患者，则应当使用高蛋白配方，以补充透析后的蛋白质损失，减轻并发症；③对于肾病患者所用的 FSMP 需要严格控制电解质的摄入量，以减轻肾脏负担
肿瘤	①采用高蛋白配方，以保证患者摄入足够的蛋白质，预防或者延缓肌肉减少症的发生；②高脂肪、低碳水化合物配方可提供足够热量，以维持机体代谢需求；③提高 ω–3 多不饱和脂肪酸含量，以期获得炎症抑制、维持体重、改善免疫等效果，同时降低并发症
肝病	①增加支链氨基酸（BACC）的摄入，以减轻肝脏负担；②添加 MCT，以减轻肝脏代谢负担
肌肉衰减综合征	①使用高蛋白配方设计，以满足肌肉合成代谢的需求；②添加促进肌肉合成的成分，如 β–羟基–β–甲基丁酸钙（HMB–Ca）
创伤、感染、手术及其他应激状态	采用高能量密度配方设计，以满足应激代谢情况下的能量需求

续表

疾病类别	主要配方特点
炎性肠病	①脂肪供能比≤40%；②脂肪中MCT含量不低于总脂肪用量的40%，以减轻肝脏负担
食物蛋白过敏	采用水解蛋白、多肽或者氨基酸为蛋白源
难治性癫痫	①采用高脂肪、低碳水化合物配方设计；②补充适量蛋白质以保证机体功能正常
胃肠道吸收障碍、胰腺炎	①采用水解蛋白、多肽或者氨基酸为蛋白源；②低脂肪配方
脂肪酸代谢异常	①降低脂肪供能比，减少脂肪摄入；②降低不饱和脂肪酸摄入；③采用功能性脂肪
肥胖、减脂手术	①降低脂肪供能比；②增加蛋白质摄入，以满足营养和饱腹感；③增加维生素与微量元素的摄入，以维持机体功能

二、按照配方营养素特征进行分类

由于我国引进的产品种类较少，因此在之前是按营养素的特征进行分类。2000年《国家基本药物目录》将肠内营养分为两类：氨基酸和短肽型（要素型，elemental type）、整蛋白型（非要素型，non-elemental type），此种分类便于临床产品的选择，因此，在临床中一直沿用。

北京协和医院肠内肠外营养中心蒋朱明教授和于康教授对EN的分类进行了详细的探讨，认为EN应当分为要素型和非要素型组件型。此分类主要是基于临床中患者的胃肠消化吸收功能，可以直观地根据患者胃肠功能选择产品类型，比如胃肠功能健全的患者可以选择非要素型产品；反之，则选择要素型产品。此种分类方法多用于全营养配方和特定全营养配方产品二次分类。

（1）要素型 该类产品的目的是为了满足患者对某种营养素不耐受或者胃肠功能不健全而导致的吸收、消化功能较差的需求。其核心是三大营养素（蛋白质、脂肪、碳水化合物）中的一种或多种原料供应来自化合物单体。根据三大营养素的特征，脂肪和碳水化合物不耐受或吸收较差的现象较为少见，目前常见的是蛋白质以氨基酸、多肽、蛋白水解物中的一种或者多种组合作为蛋白质来源，消化吸收功能较差或者对蛋白质不耐受的患者选择此类产品较多。在目前已经上市的FSMP中，以SHS International Ltd.公司的"纽康特特殊医学用途配方粉氨基酸配方"为例，该产品以氨基酸为蛋白源，适用于对氨基酸不耐受的婴儿。而Abbott Laboratories S. A.公司的"雅培亲护特殊医学用途配方粉乳蛋白部分水解配方"则采用蛋白质水解物作为蛋白源，适用于蛋白质消化功能不健全或者吸收较差的婴儿。

要素型产品的特点就是避免并发症及快速的营养素吸收。在已经上市的肠内营养混悬液（百普力）以及粉剂类型（百普素）等中所含蛋白质为蛋白水解物，其水解物主要以多肽的形式存在。多肽在小肠低聚肽运输体系的作用下，经小肠黏膜刷状缘的肽酶水解成更小的多肽或者氨基酸后进入血液，容易被机体利用。

（2）非要素型 该类产品在上市的FSMP中占主流地位，其配方特征为三大营养素中的蛋白质来自于天然食物蛋白，比如乳清蛋白、牛奶蛋白、蛋清蛋白或者是大豆分离蛋白中的一种或多种。此类产品相对于要素型产品口感更佳，可以口服或者管饲，主要用于胃肠消化、吸收功能健全的患者。比如目前按药品管理的EN产品中，无锡华瑞制药有限公司的瑞能®、瑞素®、瑞高®、瑞先®、瑞代®及纽迪希亚的能全力、能全甘等产品的蛋白源均来自牛奶蛋白、大豆蛋白中的一种或多种，都属于非要素型产品。

整蛋白型产品由于蛋白源的特征，不仅口感较好，便于提高口服的依从性，其渗透压也相对较低，一般产品渗透压为 $300 \sim 500 \ mOsm/(kg \cdot H_2O)$，但随着能量密度的增加渗透压也呈上升趋势，但一般不超过 $800 \ mOsm/(kg \cdot H_2O)$，因此不易发生并发症（渗透性腹泻）。以费森尤斯卡比公司的整蛋白型FSMP产品为例，其渗透压与能量密度的关系见表1-2。

表1-2　费森尤斯卡比公司产品能量密度及渗透压比较

序号	产品名称	能量密度（kcal/mL）	渗透压 [$mOsm/(kg \cdot H_2O)$]
1	Fresubin® 1000 Complete Tube Feed	1.0	360
2	Fresubin® Orin9inal Tube Feed	1.0	265
3	Fresubin® Energy Drink	1.5	460
4	Fresubin® Protein Energy Drink	1.5	500
5	Frebini® Energy Drink	1.5	500
6	Frebini® Energy Tube Feed	1.5	440
7	Fresubin® 2250 Complete Tube Feed	1.5	430
8	Fresubin® 2 kcal Drink	2.0	720

在费森尤斯卡比公司的42款FSMP产品中，全营养产品为41个，非要素型产品占38个，占全营养产品的92.7%，仅有3款产品（Survimed® Opd Drink、Survimed® Opd Tueb Feed、Survimed® Opd Hn Tube Feed）为要素型产品。从以上数据可以看出，非要素型产品仍然是主流产品。

第四节　欧美特殊医学用途配方食品的法规

特殊医学用途配方食品在欧洲的英文名称为"food for special medical purpose"，而在美国则被称为"medical food"，两者名称上虽然有差异，但是其本质完全相同，欧洲和美国也都制定了适合自己所在区域的 FSMP 法规，同时伴随科学研究的不断深入及医学的发展，FSMP 的概念和法规也在不断地修订，旨在给予更加合理和科学的解释，同时对产品开发提供相关的指导。本节将以美国和欧洲为例，对国外的 FSMP 法规进行探讨。

一、美国医用食品发展摘录

在美国特殊医学用途配方食品被称为"医用食品"，FDA 自 1972 年开始将"医用食品"单独进行监管，脱离药品监管的范畴，此后，FDA 根据行业的发展陆续制定或更新相关法规，以推动行业的发展。

"医用食品"是在《联邦食品、药物和化妆品法案》（FDCA）通过 50 年后才被 FDA 正式命名和定义。1972 年之前该类产品一直被认为是"药品"，按照当时的规定，该类产品的上市制造商必须满足一系列要求才能进行新产品的上市，内容包括：基础研究、产品开发、临床试验、许可证申请和新药申请。导致该项工作需要耗费大量的人力、物力和财力，整体成本非常之高，这不仅导致行业发展缓慢，而且还使公众使用的成本极高，增加了公众和政府的负担，因此，FDA 认为将医用食品当作药品监管极大地浪费了社会资源，严重地扼杀了食品的创新。于是在 1972 年 FDA 对医用食品的管理模式再次进行了评估，目的是为了促进医用食品开发方面的创新，以推动行业发展，确保公众能够获得价格合理的产品和服务。虽然对于其监管模式有所改变，但是因为此类产品本质上与普通食物有着巨大的区别，因此 FDA 将其作为一个单独类别来监管，并将此类产品定义为"用于特殊膳食管理的食物"。

为了使公众方便地区别医用食品与普通食品，1973 年 FDA 对医用食品的标签进行了重新管理，以警示该类产品与普通食品不同，需要慎重选择，FDA 要求在标签中必须明确两点：①作为单一营养源使用；②在医生监督下用于特定疾病的饮食管理。

由于在市场上出现了一些类似于医用食品的产品，产生了混淆，影响了公众的健康及安全，同时为了整顿行业乱象，打造一个理想的行业，1988 年《孤儿药物修正案》第 5b 节对医用食品的法定定义进行了重新修订。相关介绍详见本节问答部分。

1990 年的《营养标签和教育法》（NLEA）对医用食品的定义又进行了完善，以区别于其他类别的食品，因此医用食品被定义为"用于接受医疗监督或者持续监督的，需要全面医疗护理并进行饮食管理的患者的食品"。这一定义不仅明确了该类产品的使用人群，同时对使用环境做了更严格的限制。

1993 年 1 月 6 日之前，医用食品的标签管理与普通食品采用同一文件，仅强制在医用食品的标签里标注特征条款，导致标签管理混乱，因此 FDA 强制将医用食品的营养标签从普通营养标签中剥离，进行单独的管理，并将医用食品的营养标签纳入 FDA 规范的

101.9（j）（8）.15 条中，在此规范中 FDA 列举并阐明了医用食品的特性，以区别于普通食品。

医用食品的法定定义被颁布后，作为医用食品销售的产品种类和数量迅速增加，导致产品制造和质量控制有关的安全问题及欺诈性索赔的潜在问题持续扩散，因此 1996 年 FDA 在《医用食品规范法案》中发布了"规则的注意事项"（Advanced Notice of Proposed Rulemaking），2004 年再次发布"注意事项"以区分医用食品和用于特殊膳食目的的食品。

FDA 为了便于生产企业查询医用食品的相关问题，于 2007 年 5 月发布了第一份《医用食品工业指南》，2013 年 8 月 FDA 再次更新了该指南，在 2007 版指南中，将医用食品定义为"一种经特殊配方和加工工艺（区别于天然食物），用于病情严重或需要将其作为主要治疗方式的患者的食品"。在所更新的版本中，将医用食品定义中的"治疗方式"改为"疾病或者特殊情况下的饮食管理的一部分"，FDA 此次更新的目的在于强调医用食品的配方设计必须满足特定疾病状况下的膳食管理，而不是常规化的治疗。

自第一个用于儿童苯丙酮尿症（PKU）的医用食品 Lofenalac® 上市以来，医用食品的发展已经有 40 多年，从 2009 年开始，每年有超过 100 个医用食品产品在全球上市，医用食品的市场也在不断壮大，2011 年全球市场约 90 亿美元，其中美国的市场份额约为 21 亿美元，其年增长率超过 10%。

二、FDA 有关医用食品的指南问答

由于在发展过程中一直伴随乱象，这导致 FDA 不断地更新监管的相关法规，为了帮助企业和公众更好地认识医用食品，推动行业健康发展，FDA 以问答的形式颁布了一个文件，对医用食品进行了深入的解释。

➢ 什么是医用食品？

医用食品在《孤儿药法案》[21 U.S.C. 360（e）（b）（3）] 中的第 5（b）（3）节中有详细的描述，其被定义为"一种在医生指导下，通过口服或者管饲途径给予的具有特殊配方的食品，基于公认的科学原理或者医学评价后用于满足在特定情况下或者疾病状态下的特殊营养需求"。原文如下："Medical foods are not those simply recommended by a physician as part of an overall diet to manage the symptoms or reduce the risk of a disease or condition. Not all foods fed to patients with a disease, including diseases that require dietary management are medical foods. Instead, medical foods are foods that are specially formulated and processed（as opposed to a naturally occurring food stuff used in a natural state）for a patient who requires use of the product as a major component of a disease or condition's specific dietary management."但是 FDA 认为医用食品的法定定义狭义地限制了适合这类食品的产品类型。医

用食品与其他特殊膳食类食品的区别在于医用食品旨在满足疾病或特定情况下的特定营养要求，并且需要在医生的指导下用于特殊情况或者疾病状态下的特殊饮食管理。医用食品并非医生推荐的简单地作为整体膳食中的一部分，用于管理疾病症状或者减少疾病或特定情况下的风险，而属于患者或者特定状况下特殊膳食管理的重要组成部分。因此不是所有的用于患者特殊膳食管理的食物都是医用食品，医用食品需要满足特殊的配方和加工工艺（以区别于天然食物），这也是医用食品区别于其他特殊膳食的关键所在。

➢ FDA 是否制定了任何澄清医用食品法定定义的标准？

FDA 在规范的 101.9（j）（8）.15 条中列举并阐明了医用食品的特性。目的是为了区分普通食品与医用食品，规范中阐述只有在下列情况下，才能称之为医用食品。

（1）它是一种经特殊配制和加工的产品（与天然状态下使用的天然食品相反），通过口服或肠内管饲对患者进行部分或全部喂养。

（2）它的目的是用于因治疗或慢性医疗需要，导致食物摄取、消化、吸收障碍，或者普通食物或营养素及需要特殊营养素需求，且不能通过正常饮食被满足的患者的饮食管理。

（3）它所提供的营养素能满足特定疾病或者特殊状况下患者的特殊需求。

（4）需要在医生监督下使用。

（5）它仅适合在医疗监督下正在接受治疗或者持续接受治疗的患者。

➢ FDA 是否将医用食品作为药物监管？

医用食品不是药品，因此，不受任何与药品相关的法规监管。

➢ 对营养标签和健康声明的标签要求是否适用于医用食品？

根据 1990 年的 NLEA［21 U. S. C. 343（r）（5）（A）］，医用食品免于营养素声称的标签要求。但与任何食品一样，根据 FDCA 第 403（a）（1）条，具有虚假或误导性声明的医用食品将被视为标示错误。

➢ 适用于医用食品的标签要求有哪些？

医用食品的标签必须符合法规规定的特殊要求，除此之外还需要满足食品标签的其他要求。除满足以上要求外医用食品标签必须包含以下内容。

（1）产品身份声明（21 CFR 101.3）。

（2）净含量的准确表述（21 CFR 101.105）。

（3）制造商、包装商或分销商的名称和营业场所（21 CFR 101.5）。

（4）完整的营养素列表，并按一定的顺序排列（21 CFR 101.4）。

（5）FDCA 所要求的或权威机构所要求的所有文字、陈述和其他信息，必须出现在标签或标签上的医用食品中，且必须用英文突出标示（21 CFR 101.15）。

（6）必须符合 21 CFR 101.1 下的"主要要求"和 21 CFR 101.2 下的"适用要求"，此外还需满足食品错误标示的相关要求（21 CFR 101.18）。

➢ 医用食品是否需要满足 FDA 的其他要求？

医用食品的生产商必须遵守所有 FDA 对食品的要求，包括以下规定。

（1）良好生产管理规范（21 CFR part 110）。

（2）食品设施登记（21 CFR part 1 subpart H）。

（3）预包装低酸性食品的热处理（21 CFR part 113）。

（4）酸化食品（21 CFR part 114）。

（5）紧急许可控制（21 CFR part 108）。

➢ 医用食品是否需要遵守《食品过敏标签法案 2004》（FARCPA）？

医用食品必须满足 FARCPA 的相关规定，该规定中只有原农产品可以豁免，其他所有食品均必须满足该法案的要求。

➢ 如何获得更多的信息以满足食品过敏源标识及《消费者保护法》（FALCPA）的标签要求？

食品过敏源信息可以从 FDA 网站中获得。

➢ 医用食品设施的注册需要满足何种要求？

在美国，任何从事制造、加工、包装或用于销售目的的医用食品设施都必须向 FDA 提交注册。该类信息可以在 FDA 网络中的"食品设施注册"中获取。

➢ FDA 是否持有医用食品清单？

FDA 不保留医用食品产品的详细清单。

➢ 医用食品是否有相关的监察项目指导实施？

在 FDA 的网站上，可以找到相关的指南，具体内容详见 FDA 网站中的"Medical Foods Program – Import and Domestic"部分。

➢ FDA 监察项目用于医用食品的目的是什么？

FDA 的监察项目指导 FDA 检查员进行以下工作。

（1）通过评估性检查获得国内医用食品制造商采用的制造/质量控制信息。

（2）收集国内和进口产品的营养素和微生物信息。

（3）当发现严重违反 FDCA（或相关规定）时采取相关行动。

➢ FDA 是否要求通过书面或口头处方提供医用食品？

FDCA 第 503（b）条及其 21CFR 201.100 实施条例对书面或口头处方的要求只适用于处方药品。《孤儿药物法》规定，医用食品必须在医生的监督下使用，但没有处方的要求。

➢　如何解释"在医生指导下使用"？

FDA认为医用食品是具有特定配方并在医生监督下通过肠内给予的特殊食品，这就意味着医用食品是医生认为在患者医疗监护的整个过程中必须使用的，在治疗过程中，医生对医用食品使用方法的指导属于患者在疾病或者特定状况下特殊膳食管理的一部分，因此可以理解为该类产品在医生的指导下使用。

➢　医用食品的标签是否可以带有"Rx"标识？

医用食品的标签不得带有"Rx"标识。FDCA第503（b）（4）（A）条规定，"Rx"仅可用于处方药。医用食品与处方药不同，联邦法律不要求医用食品处方。因此，根据FDCA第403（a）（1）条，在医用食品的标签上使用"Rx"标识会对购买者产生误导，属于虚假和误导性的标识。法律规定医用食品必须在医生的监督下在肠道内使用，故需要在标签上注明"必须在医生的监督下使用"。

➢　国家药物代码（National Drug Code，NDC）能否用于医用食品？

医用食品标签不应该含有NDC，该码仅可用于人用药，是药品的唯一代码，因此不能用于医用食品。任何产品在标签中使用NDC都会造成是通过FDA申请的假象而导致误解。

➢　医用食品成分需要满足何种要求？

在医用食品中所添加的成分应当满足安全性，并且需要满足FDCA和FDA的相关规范，任何加入医用食品的成分应当满足以下要求。

（1）食品添加剂应当满足FDA的食品添加剂规范（21 CFR part 172）。

（2）着色剂添加应当满足21 CFR parts 73和74相关要求。

（3）所添加的成分应当安全，必须满足GRAS（generally recognized as safe）要求[21 CFR 170.30和21 U.S.C. 32（s）]。

➢　如何查找食品添加剂和GRAS成分的额外信息？

食品添加剂和GRAS成分的信息可以通过FDA网站中的"Ingredients，Packaging & Labeling"部分找到。

➢　FDA是否允许医用食品用于先天性代谢缺陷患者的饮食管理？

允许医用食品用于先天性代谢缺陷（inborn errors of metabolism，IEMs）患者的饮食管理。IEMs包括因为酶缺陷而导致的生化紊乱，从而导致蛋白质、脂肪和碳水化合物代谢紊乱。这类疾病使酶活性减少或者缺失，某些化合物在体内累积至毒性水平，体内非正常产生的其他化合物水平因此可能变得不足。代谢紊乱会导致一系列的医学和发育后果，包括智力低下、认知障碍，严重者可能死亡、遗传生化紊乱。对于这类患者的管理应当包括饮食管理、药物治疗或者使用医用食品。

一些 IEMs 可以单独采用医用食品进行干预（比如对于乳糖酶不足的患者减少乳糖和半乳糖摄入），但是其他情况不能单独采用医用食品进行干预。医用食品对于 IEMs 患者来讲属于不可或缺的个性化膳食管理产品，目的是使患者在严格限制正常饮食的情况下获得充足的基础营养（比如必需氨基酸、必需脂肪酸）。

➢ 是否有医用食品用于 IMEs 患者膳食管理的案例？

医用食品可以用于某些特殊的 IMEs 膳食管理，其中包括氨基酸或蛋白质、有机酸、脂肪酸代谢紊乱。对于 PKU 患者应当严格限制氨基酸或总蛋白质（苯丙氨酸）的摄入，鸟氨酸转氨甲酰酶不足（限制非必需氨基酸）、甲基丙二酸血症（异亮氨酸、蛋氨酸、苏氨酸和缬氨酸限制），或者超长链乙酰辅酶 A 脱氢酶不足的患者需要限制脂肪酸或总脂肪[增加 MCT，严格限制长链脂肪酸（LCT）]。

➢ 怀孕是否属于疾病？

FDA 认为怀孕不属于疾病。

➢ 孕妇对营养素的需求是否具有特殊性？

对于孕妇而言，营养素的需求与正常人群并无显著区别，在怀孕期间可以通过调整膳食而满足孕妇的营养素需求。药物研究所（Institute of Medicine，IOM）对怀孕期间的营养素需求建立了指导。IOM 将人生分为 12 个阶段，怀孕仅仅是其中的一个阶段，IOM 建立了膳食摄入指南（dietary reference intakes，DRIs）对每个阶段的营养素需求都有明确的建议，DRIs 是针对健康人群营养素摄入的标准，而不适用于处于疾病急性期或者患有慢性病患者的营养补充。

➢ FDA 是否认为医用食品应在特定情况下在标签上标注，并上市应用于孕妇？

根据 21 CFR 101.9（j）（8）（ii）的规定，医用食品必须适用于对食物摄取、消化、吸收或对普通食品或某些营养素代谢障碍的患者，或者用于在特定疾病状态下有特殊营养需求但不能通过饮食管理实现的患者。虽然一些饮食可能无法为已怀孕或计划怀孕的妇女提供所需的全部营养素，但通常仅通过改变正常饮食就能达到怀孕所需的微量营养素水平。对于怀孕或计划怀孕的妇女来说，遵循国际移民组织和 FDA 关于正常饮食中营养素摄入量的建议，通常是可以满足孕妇营养素需求的。因此，FDA 一般不会考虑为怀孕贴上标签并上市的产品，以满足医用食品的监管标准。

➢ 糖尿病的管理过程中营养素需求是否有特殊要求？

糖尿病的管理对营养素的需求没有特殊要求。糖尿病患者个体的基本营养需求与一般健康的人群没有差异。个体化的、健康均衡的饮食对糖尿病等疾病的治疗至关重要。糖尿病患者的营养管理可参考相关文献。

➤ FDA 是否认为可将糖尿病在医用食品标签上标注和销售？

饮食治疗是糖尿病管理的重要手段。糖尿病患者可以改变常规饮食，以满足自身的需要（如有必要，还可以进行适当的药物治疗）。在 21 CFR 101.9（j）（8）（ii）下，医用食品必须用于对食物摄取、消化、吸收或对普通食品或某些营养素代谢障碍的患者，或者用于在特定疾病状态下有特殊营养需求但不能通过饮食管理实现的患者。

➤ FDA 是否认为可将因基本营养素缺乏引起的疾病（例如坏血病、糙皮病）在医用食品标签上标注并上市？

不可以。由基本营养缺乏（例如维生素 C、烟酸缺乏）引起的疾病（例如坏血病、糙皮病）主要原因是摄取不足（例如饥荒、严重卡路里限制、饮食失调、酗酒、饮食习惯）。一旦食用含有这些基本营养素的食物（或必要时补充膳食），因营养素不足导致的缺陷（不包括任何永久性的物理损害）便可以得到纠正。由于这些疾病通常可以通过食用健康、均衡的饮食来管理，因此 FDA 一般不会考虑将这些疾病标注在医用食品的标签上并进行销售。

➤ FDA 是否认为天然的不含蛋白质或低蛋白质含量的传统食品属于医用食品？

此类食品不属于医用食品。水果、蔬菜等传统食品并未经过特别配制而使蛋白质含量降低或不含蛋白质，而在自然状态下就存在。在 21 CFR 101.9（j）（8）（i）中规定医用食品必须是经特别配制和加工的产品（与在自然状态下食用的天然食品相反），用于通过口服或管式肠内喂养的方式对患者进行部分或排他性喂养。因此，通常不含蛋白质或蛋白质含量较低的传统食品不符合医用食品的法定定义和监管标准。

三、欧洲肠内肠外营养学会有关临床营养的解读

营养在生命和医学中起着举足轻重的作用。多种急性和慢性疾病随着分解代谢的增加，对食物的摄取和代谢有显著影响，这导致营养相关的疾病发病率和死亡率上升。另外，经过大量的研究，健康人群饮食的重要性也得到了众多临床验证，比如饮食与心脑血管疾病、糖尿病或肿瘤都与饮食具有一定的相关性。

为了应对疾病、创伤、康复和老年护理期间的营养挑战，以及更好地使用营养手段预防或者治疗疾病，欧洲肠内肠外营养学会（ESPEN）成立了一个由营养学家、护士、药剂师、医师和科学家组成的专业小组，收集相关专家的建议，对营养的概念和术语进行了详细的专业化定义，必须使用专业语言和标准术语，这样便可让更多的专业人士接受并运用营养这一手段。

ESPEN 将人体营养分为两类：预防性营养和临床营养，前者主要针对所有人群的公共营养，而后者则关注的是临床过程中相关营养问题。

根据 ESPEN 的定义临床营养包含以下几个类型，详见图 1-4。

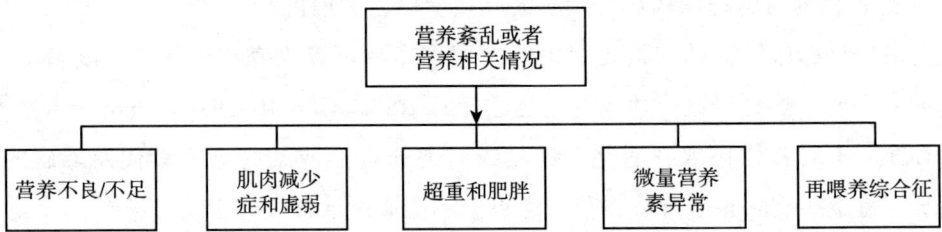

图 1-4　临床营养类型

1. 营养不良

一种因为营养素摄入不足导致身体成分（如脂肪减少）和体细胞质的改变导致身体功能和精神状态减退，且使疾病临床效果受损的状态。引起营养不良的因素众多，普遍是由饥饿、疾病或老龄化中的一种或多种因素引起的。

营养不良的基本诊断标准已由 ESPEN 共识声明。ESPEN 标准可以概括为：在诊断营养不良之前，必须使用有效的营养风险筛选工具进行筛查，其必须满足"营养风险"标准。标准包括：①体重指数（body mass index，BMI）＜18.5 kg/m²；②体重减轻且 BMI 减少（年龄依赖型减少）；③性别依赖型去脂体重指数（fat free mass index，FFMI）减少。经过营养筛查，只要满足以上 3 个条件中的任何一个便可诊断为营养不良。

美国肠外肠内营养学会（ASPEN）和膳食与营养学会也进行了相关工作，在营养筛查中着重考虑了 6 个营养不良标准用于诊断营养不良，包括：①低能量摄入；②体重减轻；③肌肉质量减少；④皮下脂肪减少；⑤液体潴留；⑥握力强度下降。在以上标准中只要满足 2 个即可诊断为营养不良。

2. 疾病相关营养不良（disease related malnutrition，DRM）

一种因为疾病导致的营养不良，属于营养不良中的特殊类型。疾病相关营养不良分为伴有炎症和无炎症两种情况。

伴有炎症的 DRM 的特征为具有因疾病引起炎症反应，包括厌食和组织破坏。炎症触发因子因疾病而异，但因炎症导致的厌食、食物摄取减少、体重减轻和肌肉分解代谢增加等反应却一致。

由疾病引起的代谢反应的程度取决于疾病分解代谢率以及与临床相关的营养不良发生轨迹。炎症并非营养不良的决定因素，因此营养不良被定义为"伴有负能量平衡和不同程度的炎症活动，导致身体成分改变、功能减退和不良结果的亚急性或慢性状态"。老龄化本身就可能促进炎症发生。此外，不活动和卧床久将会使伴有炎症的 DRM 患者加速肌肉分解代谢。

研究发现不管是在发达国家还是发展中国家，营养不良易在患有疾病、受伤、长期摄入营养素不平衡的高能量饮食的超重/肥胖人群中出现。这主要是因为能量摄入、能量消耗和营养素摄入质量之间的不平衡。研究发现过量的脂肪/脂肪细胞与炎症反应有关，炎症反应也可能导致营养不良。

第五节　发展特殊医学用途配方食品的意义

营养不良可以通过 BMI 进行简单判断：BMI < 18.5 kg/m² 或 3 个月内非自愿体重下降超过 5%，可以判断为营养不良；BMI 介于 18.5 ~ 20 kg/m²，则表示临界体重不足。

自希波克拉底时代开始就反复强调良好营养对疾病康复的重要性。营养支持可能会减少因营养不良带来的不利影响。在临床营养中，营养支持包括：口服营养补充剂（oral nutrition supplements，ONS）、管饲（tube feed，TF）及肠外营养（parenteral nutrition，PN），采用何种方式依据患者的肠胃功能和器官功能，当患者可以自主进食时，则优先使用 ONS 进行营养支持，这不仅可以满足患者进食的需求，还能刺激消化道分泌各种酶及腺液，有利于维持消化道功能的健全；而当患者进食受限，但又具有部分或者完成肠胃功能时，则采用 TF 进行营养支持，以维持肠道功能，促进恢复肠道屏障功能；当以上两种方式均无法满足患者的营养需求时，临床上常采用 PN 进行支持，包括注射脂肪乳、氨基酸、矿物质和电解质，以最大限度地满足患者的营养需求。

在临床营养支持过程中，除了 PN 外，与临床营养相关的产品多数属于 FSMP，经过了数年临床实践，FSMP 在临床营养不良治疗或者干预中的意义也得以充分体现。主要表现在降低死亡率、降低发病率、增加或者维持体重及改变身体组成、节约治疗成本。

一、降低死亡率

目前临床研究已经证明，死亡率与营养不良的严重程度具有相关性。营养不良虽然不能直接导致死亡率上升，但可以促进某些疾病的产生或者发展，从而间接导致死亡率上升。David L Pelletier 等人对塞俄比亚、马拉维、危地马拉和印度 0 ~ 4 岁儿童的死亡原因与营养不良的关系进行了分析，结果发现，营养不良的程度越严重，相对危险度就越高，在所研究的临床样本中，有 42% ~ 57% 儿童（6 ~ 59 个月）的死亡是由于营养不良对传染病的增强作用造成的。

Stratton RJ 等人进行了 11 项随机临床研究，对 1965 名患者进行 Meta 分析研究，结果表明采用 ONS 每日补充 250 ~ 600 kcal 能量的实验组的死亡率明显低于未补充组（$OR = 0.61$，95% 置信区间）。

二、降低并发症发病率

并发症是营养支持过程中的常见问题，肠内营养与肠外营养两者给予途径不同，采用不同营养支持方式，产生并发症也有所不同。但两者并发症产生的原因都可以归结为产品原因和技术原因。肠内营养的并发症主要包括：肠道并发症、机械性并发症、代谢性并发症及感染并发症。肠外营养的并发症可分为技术性并发症、代谢性并发症和感染性并发症。产品原因主要是由产品自身特点导致的人体不耐受，比如肠内营养渗透压过高会造成腹泻，肠外营养 pH 过低可能造成注射疼痛；技术原因主要由临床操作技术造成，比如肠外营养使用中心静脉导管的放置或留置可造成气胸、血管损伤、神经损伤、胸导管损伤、空气栓塞等，而肠内营养会造成造口处疼痛、不适感等。

一项对外科、骨科、老年、慢性阻塞性肺疾病与肝病患者采用不同营养支持产生并发症（包括感染）的 Meta 分析结果表明，采用肠内营养支持患者的并发症发病率明显低于其他组（$OR = 0.31$，95% 置信区间，$n = 384$）。

临床营养的并发症受多种因素的影响，比如在采用肠内营养进行营养支持的时候，采用不同的护理方式或者不同的支持路径，其并发症发生率也不同。一项涉及 907 人共 18 项的随机临床研究将采用 ONS 进行胃肠手术术后营养支持的并发症与采用 TF 的并发症发病率进行对比，结果表明采用 ONS 进行营养支持可以有效地降低伤口感染、呼吸系统感染、术后肠梗阻、伤口裂开等术后并发症（$OR = 0.37$，95% 置信区间）。

三、增加或者维持体重及改变身体组成

营养不良最直观的表现就是体重下降，所以采用 FSMP 进行干预是否有效的最直观的指标也是观察体重，是否有增加或者能维持。肠内营养可以有效地提高患者营养素或者能量的摄入量，Fearon 和 Meyenfeldt 等人将一种含有 ω - 3 多不饱和脂肪酸的 FSMP 对头伴有恶病质的胰腺癌患者连续使用 8 周，其体重及身体组成发生了改变，采用该 FSMP 可以有效地减少患者体重下降，增加瘦体重（又称非脂体重，是身体非脂肪成分的总称）的量。结果分别见图 1 - 5、1 - 6。

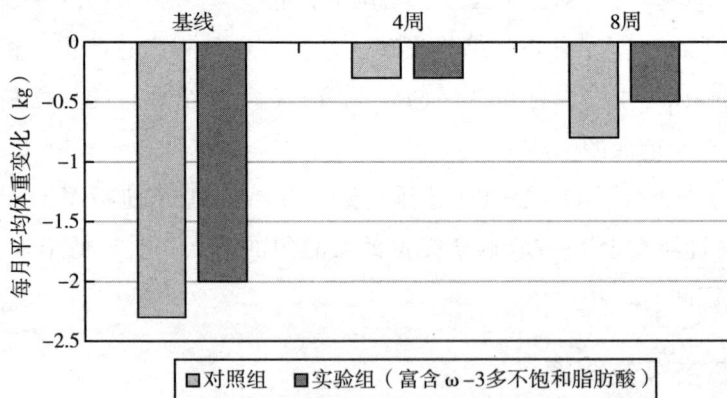

图 1 - 5 富含 ω - 3 多不饱和脂肪酸的高蛋白 FSMP 对胰腺癌患者体重的影响

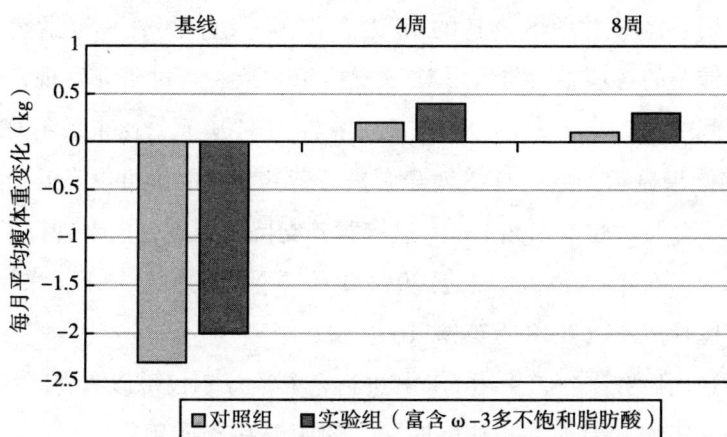

图 1-6　富含 ω-3 多不饱和脂肪酸的高蛋白 FSMP 对胰腺癌患者瘦体重的影响

四、节约治疗成本

自从认识了营养不良对疾病或者预后的影响后，用于营养治疗或干预的费用也在逐年上升，据统计 2007 年在英国每年用于营养不良治疗或者干预的费用已经占到总健康支出的 10% 以上，2016 年英国国家保险公司（NIC）用于采购 FSMP 产品的总费用已经达到 2.57 亿英镑。

营养治疗的成本包括直接成本、间接成本和隐形成本。影响直接成本的相关因素有住院时间、再入院率及并发症，即住院时间越短、再入院率越低、并发症发生率越低则产生的直接成本也越低，反之，则费用越高。

在众多的临床研究中已经表明，采用 FSMP 进行临床营养支持（ONS 或者 TF）较普通膳食管理组能够缩短住院时间，降低 30 天再入院率及并发症的发生率，因此理论上采用 FSMP 进行临床营养支持可以显著降低直接成本。Smedley 等人对 89 名腹部手术的患者进行临床营养成本支持研究，实验组采用 ONS 进行营养支持，与对照组相比，实验组的总治疗成本平均低 261 英镑/人，但两者并无显著性差异。另一项是由 Lawson RM 进行的研究，对 181 名矫形外科手术患者进行研究，结果也发现采用 ONS 支持的实验组治疗费用比对照组平均低 130.61 英镑/人。但未进行统计学相关评价，因此无法计算对照组与实验组之间是否存在统计学差异。

虽然小样本的研究并没有显示出统计学意义，但这可能跟患者所患疾病或者肠内营养支持的方法有关。王晓君对 86 名胃肠外科的患者进行肠内营养支持方法与成本分析研究，采用序贯支持的实验组的总治疗费用为（10881±1393）元，而对照组的费用则为（12894±1523）元，实验组总治疗费用低于对照组。

Philipson 等人对全美 11 年间采用肠内营养支持的 4400 万患者中的 116 万人进行了肠

内营养统计学分析，将采用 ONS 支持的 58 万人作为一组，另外一组虽然未进行 ONS 支持，但是研究中涉及的各项参数与采用 ONS 支持组一致，经过研究发现，采用 ONS 支持的患者的住院时间缩短 21%（8.59 天），费用节省 4734 美元，比未采用 ONS 支持组节省约 21.6%。研究结果显示，采用 ONS 对患者进行营养支持的确可以降低治疗成本。

澳大利亚昆士兰官方也对采用 FSMP 进行营养支持是否节省成本进行了研究，结果发现年节省成本约为 286.95 万欧元。根据 2012 年英国 NIC 的报告显示，采用 FSMP 进行营养支持可以节省医疗成本（7.18 万英镑/10 万人）。

从国内外的各项研究来看，采用 FSMP 进行营养治疗不仅可以节省医疗成本，减轻患者和保险的负担，还能有效地缩短住院时间，使医院病床使用率提高，可以为更多的患者提供医疗服务；除此之外，研究表明采用 FSMP 进行营养支持还可以有效地降低再入院率，减少患者的入院次数和时间，甚至延长患者的生存期，提高患者的生活质量。因此，广泛使用 FSMP 具有极大的社会价值。

第六节　《特殊医学用途配方食品注册管理办法》及部分解读

《特殊医学用途配方食品注册管理办法》自 2016 年 7 月 1 日正式实施以来，有众多的学术会议对该注册管理办法进行探讨，指导行业不断探索和发展。本节将以作者观点对该注册管理办法部分内容进行相关解读以促进行业交流。

特殊医学用途配方食品注册管理办法

第一章　总　则

第一条　为规范特殊医学用途配方食品注册行为，加强注册管理，保证特殊医学用途配方食品质量安全，根据《中华人民共和国食品安全法》等法律法规，制定本办法。

解读：FSMP 的分类仍然属于食品，因此该类产品的质量安全以《中华人民共和国食品安全法》为根本，保证其安全性。

第二条　在中华人民共和国境内生产销售和进口的特殊医学用途配方食品的注册管理，适用本办法。

解读：进口和国产产品均需要遵守该管理办法。

第三条　特殊医学用途配方食品注册，是指国家食品药品监督管理总局根据申请，依照本办法规定的程序和要求，对特殊医学用途配方食品的产品配方、生产工艺、标签、说明书以及产品安全性、营养充足性和特殊医学用途临床效果进行审查，并决定是否准予注册的过程。

解读：对产品的安全性、营养充足性及临床效果进行深入研究，此三项内容为评价产品是否符合 FSMP 要求的基本条件。安全性评价要着重考虑不良反应带来的负面影响；营养充足性评价则基于疾病或者特定营养状况对营养素和能量的补充能否满足患者需求；关于临床效果不等同于药物疗效，是指能否改善患者的营养状况，比如 BMI 指数、体重、瘦体重、握力等营养状况评价指标。

第四条　特殊医学用途配方食品注册管理，应当遵循科学、公开、公平、公正的原则。

第五条　国家食品药品监督管理总局负责特殊医学用途配方食品的注册管理工作。

国家食品药品监督管理总局行政受理机构（以下简称受理机构）负责特殊医学用途配方食品注册申请的受理工作。

国家食品药品监督管理总局食品审评机构（以下简称审评机构）负责特殊医学用途配方食品注册申请的审评工作。

国家食品药品监督管理总局审核查验机构（以下简称核查机构）负责特殊医学用途配方食品注册审评过程中的现场核查工作。

解读：明确了受理、审评和核查机构在 FSMP 注册阶段的分工。现场核查是 FSMP 注册过程中最重要的环节，其对研制现场核查类似于药品研究现场核查，说明其研制的规范性十分重要。

第六条　国家食品药品监督管理总局组建由食品营养、临床医学、食品安全、食品加工等领域专家组成的特殊医学用途配方食品注册审评专家库。

解读：由于 FSMP 在我国的研发还属于新兴行业，同时又因为该类产品集医学、营养学和食品加工学于一体，因此在产品开发过程中有必要对以上各个专业的资源进行整合，从而避免研究的不充分、不全面。

第七条　国家食品药品监督管理总局应当加强信息化建设，提高特殊医学用途配方食品注册管理信息化水平。

第二章　注　册

第一节　申请与受理

第八条　特殊医学用途配方食品注册申请人（以下简称申请人）应当为拟在我国境内生产并销售特殊医学用途配方食品的生产企业和拟向我国境内出口特殊医学用途配方食品的境外生产企业。

申请人应当具备与所生产特殊医学用途配方食品相适应的研发、生产能力，设立特殊医学用途配方食品研发机构，配备专职的产品研发人员、食品安全管理人员和食品安全专业技术人员，按照良好生产规范要求建立与所生产食品相适应的生产质量管理体系，具备按照特殊医学用途配方食品国家标准规定的全部项目逐批检验的能力。

研发机构中应当有食品相关专业高级职称或者相应专业能力的人员。

解读： FSMP 的发展在我国处于特殊阶段，所以企业必须具备生产能力、研发能力和检验能力才能拥有准入资格。这不仅维护了行业健康、有序、稳定的发展，而且为行业标准的更新奠定了基础。

第九条 申请特殊医学用途配方食品注册，应当向国家食品药品监督管理总局提交下列材料：

（一）特殊医学用途配方食品注册申请书；

（二）产品研发报告和产品配方设计及其依据；

（三）生产工艺资料；

（四）产品标准要求；

（五）产品标签、说明书样稿；

（六）试验样品检验报告；

（七）研发、生产和检验能力证明材料；

（八）其他表明产品安全性、营养充足性以及特殊医学用途临床效果的材料。

申请特定全营养配方食品注册，还应当提交临床试验报告。

申请人应当对其申请材料的真实性负责。

解读： 产品研发报告和产品配方设计及其依据是 FSMP 注册材料中的重要内容，该内容需要重点描述安全性、营养充足性及临床效果，以说明产品配方的科学性、工艺的合理性及产品的稳定性。

第十条 受理机构对申请人提出的特殊医学用途配方食品注册申请，应当根据下列情况分别作出处理：

（一）申请事项依法不需要进行注册的，应当即时告知申请人不受理；

（二）申请事项依法不属于国家食品药品监督管理总局职权范围的，应当即时作出不予受理的决定，并告知申请人向有关行政机关申请；

（三）申请材料存在可以当场更正的错误的，应当允许申请人当场更正；

（四）申请材料不齐全或者不符合法定形式的，应当当场或者在 5 个工作日内一次告知申请人需要补正的全部内容，逾期不告知的，自收到申请材料之日起即为受理；

（五）申请事项属于国家食品药品监督管理总局职权范围，申请材料齐全、符合法定形式，或者申请人按照要求提交全部补正申请材料的，应当受理注册申请。

受理机构受理或者不予受理注册申请，应当出具加盖国家食品药品监督管理总局行政许可受理专用章和注明日期的书面凭证。

第二节 审查与决定

第十一条 审评机构应当对申请材料进行审查，并根据实际需要组织对申请人进行现场核查、对试验样品进行抽样检验、对临床试验进行现场核查和对专业问题进行专家论证。

解读：核查的目的是为了判断申请人是否具备行业的准入资质，同时现场抽样是在动态生产之后进行随机抽样，为了验证申请人能否生产出合格的产品，以确定产品工艺的可行性，确保上市后产品的安全性和营养充足性。

第十二条 核查机构应当自接到审评机构通知之日起20个工作日内完成对申请人的研发能力、生产能力、检验能力等情况的现场核查，并出具核查报告。

核查机构应当通知申请人所在地省级食品药品监督管理部门参与现场核查，省级食品药品监督管理部门应当派员参与现场核查。

解读：现场核查过程中会对研发数据的真实性、完整性、可靠性及生产系统的可行性按照规范进行核查，包括原辅料储存、物料平衡、设备验证等多方面内容。

第十三条 审评机构应当委托具有法定资质的食品检验机构进行抽样检验。

检验机构应当自接受委托之日起30个工作日内完成抽样检验。

第十四条 核查机构应当自接到审评机构通知之日起40个工作日内完成对临床试验的真实性、完整性、准确性等情况的现场核查，并出具核查报告。

第十五条 审评机构可以从特殊医学用途配方食品注册审评专家库中选取专家，对审评过程中遇到的问题进行论证，并形成专家意见。

解读：FSMP研发过程中的主要焦点问题是配方的合理性，根据GB 29922—2013《特殊医学用途配方食品通则》相关内容的规定，营养素只需满足其规定即可，但是因为各种营养素按不同人群及年龄设定了范围，所以在范围内选取合理的数据点成为FSMP研究中的焦点。以10岁以上人群适用的FSMP中钠的含量为例，GB 29922仅规定了最小值，故选择合理的含量数据便成了焦点，但由于营养素含量不同，可能造成在临床使用过程中产生不良反应或者依从性降低，从而会影响临床效果。因此在配方设定过程中需要借鉴以往数据和经验，科学合理地设定配方，以减小审评风险。

第十六条 审评机构应当自收到受理材料之日起60个工作日内根据核查报告、检验报告以及专家意见完成技术审评工作，并作出审查结论。

审评过程中需要申请人补正材料的，审评机构应当一次告知需要补正的全部内容。申请人应当在6个月内一次补正材料。补正材料的时间不计算在审评时间内。

特殊情况下需要延长审评时间的，经审评机构负责人同意，可以延长30个工作日，延长决定应当及时书面告知申请人。

第十七条 审评机构认为申请材料真实，产品科学、安全，生产工艺合理、可行和质量可控，技术要求和检验方法科学、合理的，应当提出予以注册的建议。

审评机构提出不予注册建议的，应当向申请人发出拟不予注册的书面通知。申请人对通知有异议的，应当自收到通知之日起20个工作日内向审评机构提出书面复审申请并说明复审理由。复审的内容仅限于原申请事项及申请材料。

审评机构应当自受理复审申请之日起30个工作日内作出复审决定。改变不予注册建议的，应当书面通知注册申请人。

解读： 在编写申请材料时应当注重配方的科学性和安全性、工艺的合理性、研究数据的真实性和可靠性、生产的可控性和可重现性。

第十八条 国家食品药品监督管理总局应当自受理申请之日起20个工作日内对特殊医学用途配方食品注册申请作出是否准予注册的决定。

现场核查、抽样检验、复审所需要的时间不计算在审评和注册决定的期限内。

对于申请进口特殊医学用途配方食品注册的，应当根据境外生产企业的实际情况，确定境外现场核查和抽样检验时限。

第十九条 国家食品药品监督管理总局作出准予注册决定的，受理机构自决定之日起10个工作日内颁发、送达特殊医学用途配方食品注册证书；作出不予注册决定的，应当说明理由，受理机构自决定之日起10个工作日内发出特殊医学用途配方食品不予注册决定，并告知申请人享有依法申请行政复议或者提起行政诉讼的权利。

特殊医学用途配方食品注册证书有效期限为5年。

第二十条 特殊医学用途配方食品注册证书及附件应当载明下列事项：

（一）产品名称；

（二）企业名称、生产地址；

（三）注册号及有效期；

（四）产品类别；

（五）产品配方；

（六）生产工艺；

（七）产品标签、说明书。

特殊医学用途配方食品注册号的格式为：国食注字 TY + 4 位年号 + 4 位顺序号，其中 TY 代表特殊医学用途配方食品。

第三节　变更与延续注册

第二十一条 申请人需要变更特殊医学用途配方食品注册证书及其附件载明事项的，应当向国家食品药品监督管理总局提出变更注册申请，并提交下列材料：

（一）特殊医学用途配方食品变更注册申请书；

（二）变更注册证书及其附件载明事项的证明材料。

第二十二条　申请人变更产品配方、生产工艺等可能影响产品安全性、营养充足性以及特殊医学用途临床效果的事项，国家食品药品监督管理总局应当进行实质性审查，并在本办法第十八条规定的期限内完成变更注册工作。

申请人变更企业名称、生产地址名称等不影响产品安全性、营养充足性以及特殊医学用途临床效果的事项，国家食品药品监督管理总局应当进行核实，并自受理之日起 10 个工作日内作出是否准予变更注册的决定。

解读：配方和工艺是营养充足性和安全性的基础，因此当涉及配方变更等同于新产品的研发时，在注册过程中如果涉及配方变更，审评的要求也将等同于新产品，建议按照新产品重新注册。

第二十三条　国家食品药品监督管理总局准予变更注册申请的，向申请人换发注册证书，原注册号不变，证书有效期不变；不予批准变更注册申请的，应当作出不予变更注册决定。

第二十四条　特殊医学用途配方食品注册证书有效期届满，需要继续生产或者进口的，应当在有效期届满 6 个月前，向国家食品药品监督管理总局提出延续注册申请，并提交下列材料：

（一）特殊医学用途配方食品延续注册申请书；

（二）特殊医学用途配方食品质量安全管理情况；

（三）特殊医学用途配方食品质量管理体系自查报告；

（四）特殊医学用途配方食品跟踪评价情况。

第二十五条　国家食品药品监督管理总局根据需要对延续注册申请进行实质性审查，并在本办法第十八条规定的期限内完成延续注册工作。逾期未作决定的，视为准予延续。

第二十六条　国家食品药品监督管理总局准予延续注册的，向申请人换发注册证书，原注册号不变，证书有效期自批准之日起重新计算；不批准延续注册申请的，应当作出不予延续注册决定。

第二十七条　有下列情形之一的，不予延续注册：

（一）注册人未在规定时间内提出延续注册申请的；

（二）注册产品连续 12 个月内在省级以上监督抽检中出现 3 批次以上不合格的；

（三）企业未能保持注册时生产、检验能力的；

（四）其他不符合法律法规以及产品安全性、营养充足性和特殊医学用途临床效果要求的情形。

第二十八条 特殊医学用途配方食品变更注册与延续注册程序，本节未作规定的，适用本章第一节、第二节的相关规定。

第三章 临床试验

第二十九条 特定全营养配方食品需要进行临床试验的，由申请人委托符合要求的临床试验机构出具临床试验报告。临床试验报告应当包括完整的统计分析报告和数据。

解读： 临床试验的机构需具备营养科和药品临床研究资质，研究要确保真实性及数据可靠性。

第三十条 临床试验应当按照特殊医学用途配方食品临床试验质量管理规范开展。

特殊医学用途配方食品临床试验质量管理规范由国家食品药品监督管理总局发布。

第三十一条 申请人组织开展多中心临床试验的，应当明确组长单位和统计单位。

第三十二条 申请人应当对用于临床试验的试验样品和对照样品的质量安全负责。

用于临床试验的试验样品应当由申请人生产并经检验合格，生产条件应当符合特殊医学用途配方食品良好生产规范。

第四章 标签和说明书

第三十三条 特殊医学用途配方食品的标签，应当依照法律、法规、规章和食品安全国家标准的规定进行标注。

第三十四条 特殊医学用途配方食品的标签和说明书的内容应当一致，涉及特殊医学用途配方食品注册证书内容的，应当与注册证书内容一致，并标明注册号。

标签已经涵盖说明书全部内容的，可以不另附说明书。

第三十五条 特殊医学用途配方食品标签、说明书应当真实准确、清晰持久、醒目易读。

第三十六条 特殊医学用途配方食品标签、说明书不得含有虚假内容，不得涉及疾病预防、治疗功能。生产企业对其提供的标签、说明书的内容负责。

第三十七条 特殊医学用途配方食品的名称应当反映食品的真实属性，使用食品安全国家标准规定的分类名称或者等效名称。

第三十八条 特殊医学用途配方食品标签、说明书应当按照食品安全国家标准的规定在醒目位置标示下列内容：

（一）请在医生或者临床营养师指导下使用；

（二）不适用于非目标人群使用；

（三）本品禁止用于肠外营养支持和静脉注射。

第五章　监督检查

第三十九条　特殊医学用途配方食品生产企业应当按照批准注册的产品配方、生产工艺等技术要求组织生产，保证特殊医学用途配方食品安全。

特殊医学用途配方食品生产企业提出的变更注册申请未经批准前，应当严格按照已经批准的注册证书及其附件载明的内容组织生产，不得擅自改变生产条件和要求。

特殊医学用途配方食品生产企业提出的变更注册申请经批准后，应当严格按照变更后的特殊医学用途配方食品注册证书及其附件载明的内容组织生产。

解读：产品的安全性取决于配方和工艺，配方的根本是食品原料的种类和数量，而工艺的根本是影响安全性或有效性的参数。由于食品原料的复杂性及标准的宽泛性决定了配方中某种原辅料的重要程度，因此更换原料供应商可能会导致产品风险，例如蛋白质因为供应商不同，其理化性质也会有所不同，更换蛋白质后可能会影响成品的参数，如黏度、pH、粒径、渗透压等，因此如果在未研究的情况下更换供应商，可能导致产品质量改变，从而引起安全性风险。工艺参数是确保食品营养充足性和安全性的一个基础，比如当降低灭菌条件后，可能会导致杀菌不完全，从而引起食物腐败等问题；当灭菌条件过于严格，又可能导致营养素降解，因此在生产过程中不能随意地改变相关参数。

第四十条　参与特殊医学用途配方食品注册申请受理、技术审评、现场核查、抽样检验、临床试验等工作的人员和专家，应当保守注册中知悉的商业秘密。

申请人应当按照国家有关规定对申请材料中的商业秘密进行标注并注明依据。

第四十一条　有下列情形之一的，国家食品药品监督管理总局根据利害关系人的请求或者依据职权，可以撤销特殊医学用途配方食品注册：

（一）工作人员滥用职权、玩忽职守作出准予注册决定的；

（二）超越法定职权作出准予注册决定的；

（三）违反法定程序作出准予注册决定的；

（四）对不具备申请资格或者不符合法定条件的申请人准予注册的；

（五）食品生产许可证被吊销的；

（六）依法可以撤销注册的其他情形。

第四十二条　有下列情形之一的，国家食品药品监督管理总局应当依法办理特殊医学用途配方食品注册注销手续：

（一）企业申请注销的；

（二）有效期届满未延续的；

（三）企业依法终止的；

（四）注册依法被撤销、撤回，或者注册证书依法被吊销的；

（五）法律法规规定应当注销注册的其他情形。

第六章　法律责任

第四十三条　申请人隐瞒真实情况或者提供虚假材料申请注册的，国家食品药品监督管理总局不予受理或者不予注册，并给予警告；申请人在 1 年内不得再次申请注册。

第四十四条　被许可人以欺骗、贿赂等不正当手段取得注册证书的，由国家食品药品监督管理总局撤销注册证书，并处 1 万元以上 3 万元以下罚款；申请人在 3 年内不得再次申请注册。

第四十五条　伪造、涂改、倒卖、出租、出借、转让特殊医学用途配方食品注册证书的，由县级以上食品药品监督管理部门责令改正，给予警告，并处 1 万元以下罚款；情节严重的，处 1 万元以上 3 万元以下罚款。

第四十六条　注册人变更不影响产品安全性、营养充足性以及特殊医学用途临床效果的事项，未依法申请变更的，由县级以上食品药品监督管理部门责令改正，给予警告；拒不改正的，处 1 万元以上 3 万元以下罚款。

注册人变更产品配方、生产工艺等影响产品安全性、营养充足性以及特殊医学用途临床效果的事项，未依法申请变更的，由县级以上食品药品监督管理部门依照食品安全法第一百二十四条第一款的规定进行处罚。

第四十七条　食品药品监督管理部门及其工作人员对不符合条件的申请人准予注册，或者超越法定职权准予注册的，依照食品安全法第一百四十四条的规定给予处理。

食品药品监督管理部门及其工作人员在注册审批过程中滥用职权、玩忽职守、徇私舞弊的，依照食品安全法第一百四十五条的规定给予处理。

第七章　附　则

第四十八条　特殊医学用途配方食品，是指为满足进食受限、消化吸收障碍、代谢紊乱或者特定疾病状态人群对营养素或者膳食的特殊需要，专门加工配制而成的配方食品，包括适用于 0 月龄至 12 月龄的特殊医学用途婴儿配方食品和适用于 1 岁以上人群的特殊医学用途配方食品。

第四十九条　适用于 0 月龄至 12 月龄的特殊医学用途婴儿配方食品包括无乳糖配方食品或者低乳糖配方食品、乳蛋白部分水解配方食品、乳蛋白深度水解配方食品或者氨基酸配方食品、早产或者低出生体重婴儿配方食品、氨基酸代谢障碍配方食品和母乳营养补充剂等。

第五十条　适用于1岁以上人群的特殊医学用途配方食品，包括全营养配方食品、特定全营养配方食品、非全营养配方食品。

全营养配方食品，是指可以作为单一营养来源满足目标人群营养需求的特殊医学用途配方食品。

特定全营养配方食品，是指可以作为单一营养来源满足目标人群在特定疾病或者医学状况下营养需求的特殊医学用途配方食品。常见特定全营养配方食品有：糖尿病全营养配方食品，呼吸系统疾病全营养配方食品，肾病全营养配方食品，肿瘤全营养配方食品，肝病全营养配方食品，肌肉衰减综合征全营养配方食品，创伤、感染、手术及其他应激状态全营养配方食品，炎性肠病全营养配方食品，食物蛋白过敏全营养配方食品，难治性癫痫全营养配方食品，胃肠道吸收障碍、胰腺炎全营养配方食品，脂肪酸代谢异常全营养配方食品，肥胖、减脂手术全营养配方食品。

非全营养配方食品，是指可以满足目标人群部分营养需求的特殊医学用途配方食品，不适用于作为单一营养来源。常见非全营养配方食品有：营养素组件（蛋白质组件、脂肪组件、碳水化合物组件），电解质配方，增稠组件，流质配方和氨基酸代谢障碍配方。

解读：对产品的分类进行了解释，为产品是否需要进行临床研究提供了依据，同时对FSMP的产品类别进行了规范，为临床应用奠定了基础。

第五十一条　医疗机构配制供病人食用的营养餐不适用本办法。

第五十二条　本办法自2016年7月1日起施行。

参 考 文 献

[1] Stanley J. Dudrick, et al. Historical Highlights of the Development of Enteral Nutrition [J]. Surgical Clinics of North America, 2011, 91 (4): 945-964.

[2] Randall HT. The history of enteral nutrition. InRombeau JL, Caldwell MD (eds): Clinical Enteral and Tube Feeding [M], 2nd ed. Philadelphia, WB Saunders, 1990.

[3] Grant JA: Historical perspectives in nutritional support. In Grant JA, Kennedy-CaldwellC (eds): Nutritional Support Nursing. Philadelphia, Grune & Stratton, 1988.

[4] FDA, Draft Guidance for Industry: Frequently Asked Questions About Medical Foods (2007).

[5] FDA, Draft Guidance for Industry: Frequently Asked Questions About Medical Foods (2013).

[6] Camp. K, et al. Nutritional treatment for inborn errors of metabolism: Indications, regulations, and availability of medical foods anddietary supplements using phenylketonuria as an example [J]. Molecular Genetics and Metabolism, 2012, 107 (1-2): 3-9.

［7］ Otten, J. et al. Institute of Medicine. Dietary Reference Intakes. The Essential Guide to Nutrient Requirements, Part 1: Development and Application, Introduction to the Dietary Reference Intakes and Applying the Dietary Reference Intakes, 2006, 5 – 17.

［8］ American Diabetes Association. Nutrition Therapy Recommendations for the Management of Adults With Diabetes ［J］. A Position Statement of the American Diabetes Association. Diabetes Care, 2014, 37 (1): 120 – 143.

［9］ Byung – Wan Lee. Summary of the American Diabetes Association Standards of Medical Care in Diabetes 2016. Journal of Korean Diabetes 2016, 17 (2): 79 – 82.

［10］ Cederholm T, et al. ESPEN guidelines on definitions and terminology of clinical nutrition ［J］. Clinical Nutrition, 2017, 36 (1): 49 – 64.

［11］ Kondrup J, et al. ESPEN Guidelines for Nutrition Screening 2002 ［J］. Clinical Nutrition, 2002, 22 (4): 415 – 421.

［12］ Stratton, R. J, et al. Who benefits from nutritional support: what is the evidence? ［J］. European Journal of Gastroenterology & Hepatology, 2007, 19 (5): 353 – 358.

［13］ David L Pelletier, et al. A Methodology for Estimating the Contributions of Malnutrition to Child Mortality in Developing Countries ［J］. Journal of Nutrition, 1994, 124 (10 Suppl): 2106 – 2122.

［14］ Stratton RJ, et al. Disease – related malnutrition: an evidence based approach to treatment. Oxford: CABI Publishing, 2003.

［15］ Fearon, et al. Effect of protein and energy density n – 3 fatty acid enrich oral nutrition supplement on loss of weight and lean tissue in cancer cachexia: Arandomised double blind trial ［J］. Gut, 2003, 52 (10): 1479 – 1486.

［16］ Elia, M & Stratton, Rebecca. (2009). Calculating the cost of disease – related malnutrition in the UK in 2007 (public expenditure only). Combating Malnutrition: Recommendations for Action. A Report from the Advisory Group on Malnutrition, Led by BAPEN. 39 – 46.

［17］ M. Elia a, et al. Laviano d. A systematic review of the cost and cost effectiveness of using standard oral nutritional supplements in the hospital setting ［J］. Clinical nutrition, 2016, 35 (2): 370 – 380.

［18］ Philipson TJ, et al. Impact of oral nutritional supplementation on hospitaloutcomes ［J］. American Journal Managed Care, 2013, 19 (2): 121 – 128.

［19］ Banks MD, et al. Cost effectiveness of nutrition support in the prevention of pressure ulcer inhospitals ［J］. Europe Journal Clinincal Nutrtion, 2013, 67 (1): 42 – 46.

第二章　国外特殊医学用途配方
食品的比较和分析

　　FSMP 的产品开发是集营养学、医学和新食品加工技术于一体的实践科学。其应用在欧美国家发展时间较长，1942 年，美赞臣公司开发了全球第一个商业化的用于治疗儿童蛋白质过敏的 Nutramigen®，自上市以来已经有 70 多年的历史，这一产品正式开启了 FSMP 在临床中的商业化应用，截至目前全球已经有数百个 FSMP 上市为患者服务，产品几乎覆盖了各种需要营养支持或特殊疾病的患者。

　　FSMP 在临床应用中的价值已经被关注，欧美发达国家一直是 FSMP 开发和应用的前沿，在 ESPEN 和 ASPEN 两大学会的支持下，众多企业如雅培、雀巢、纽迪希亚、费森尤斯卡比、惠氏等公司一直致力于推动临床营养的发展和产品的开发，帮助医生和患者解决营养不良的相关问题。随着对疾病与营养相关性的不断深入了解，FSMP 的产品也一直在创新和发展，纵观各个公司的产品特征，FSMP 在细分领域的应用是各个厂家的重点领域，比如吞咽功能障碍患者的功能状况决定了产品的适用状态，因此如纽迪希亚、费森尤斯卡比以及日本的一些 FSMP 生产企业都开发了不同流动特性（黏度）的产品，以适应不同吞咽功能状态的人群使用，从而降低食物或者液体进入呼吸道和肺部的风险。同时各个企业也在持续不断地创造新产品，以提高患者使用依从性和临床有效性。如开发更高能量密度的产品，以实现"高效补充"的理念，满足在同等使用量的条件下获取更多的营养素，从而提高临床使用的依从性和临床效果。

　　FSMP 在国外的使用已经有六七十年的时间，在我国也已经有相当长的使用历史，因此在近几十年的发展中，出现了众多的 FSMP 产品，据不完全统计目前已经上市的产品达到近千种，据统计英国目前使用的品种也有三百余种，随着研究的不断深入，产品的特性也从单一变得多样，以满足患者因同时患有多种疾病造成的营养需求，或采用同一产品满足不同患者的需求，以使临床营养简单化，提高患者使用依从性。

第一节　英国特殊医学用途配方食品
消费数据比较分析

自从 FSMP 在临床中发挥了巨大作用以来，越来越多的国家不断推广临床营养，不仅有效地降低了治疗成本，节约了医疗保险的支出，提高了医疗资源的利用率，同时也提高了患者的收益，改善了患者的生活质量，因此越来越受到各个国家的重视，在欧美国家 FSMP 属于保险公司报销的产品，在我国目前按照药品管理的十多个产品也都在医保报销范围内。

英国作为欧洲经济领先者，据统计，其 GDP 为欧盟第二，仅低于德国，根据英国 NIC 的报销数据进行统计，发现肠内营养产品的种类和用量总体在逐年增加，NIC 报销的产品数量变化及销售额变化见图 2 - 1。2006 年 NIC 报销的总额为 14317.53 万英镑，使用的产品仅 241 个，而 2016 年则达到 25719.67 万英镑，所使用的产品为 324 个（相同商品名不同口味为 1 款），10 年总报销额增加了 79.64%，平均每年增幅达到 7.96%，经过 10 年的发展产品数量增加了 34.4%，平均每年有 8 个新产品推向市场。除此之外，对 2006~2016 年的处方信息进行统计，2006 年有关营养的处方量总共 467.29 万个，而 2016 年则达到 731.13 万个，10 年增加了 69.45%，说明受众人群显著增加。

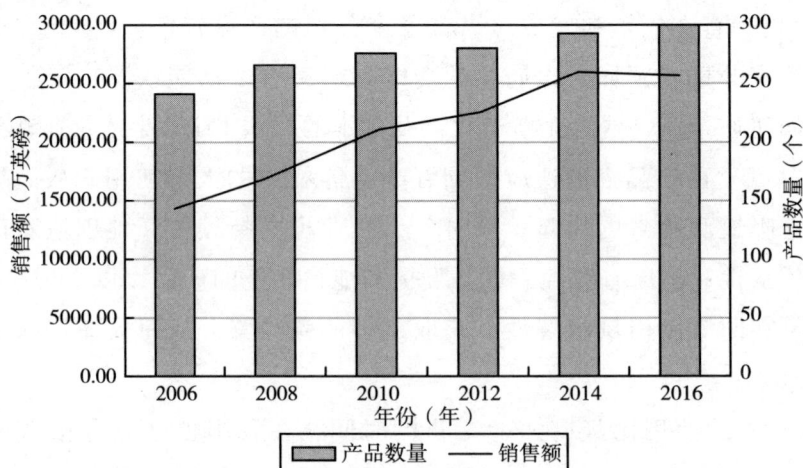

图 2 - 1　2006~2016 年英国 NIC 报销产品数量及销售额

在英国 NIC 目录中的 436 款产品中，供应商主要来自纽迪希亚、费森尤斯卡比、雅培及雀巢等公司。2006 年 NIC 报销前十的产品目录见表 2 - 1。但是随着临床应用的不断推进，产品的使用状况也有着非常巨大的改变，2016 年报销前十的产品目录与 2006 年相比有显著的变化，见表 2 - 2。

表 2 - 1　2006 年英国 NIC 报销前十的产品目录

名称	销售额（万英镑）	合计销售额（万英镑）
Ensure® Plus Tube Feed Liq Vanilla	2716.85	
Fortisip® Bottle Liq（8Flavor）	1674.27	
Ensure® Liq Feed（3Flavor）	527.48	
Fortisip® M/Fibre Liq	525.45	
Nutrison® Pack Energy M/Fibre	443.02	7849.13
Jevity® Liq	407.92	
Infatrini® Infant Feed	405.09	
Jevity® Plus Liq	400.47	
Nutrison® Pack M/Fibre	390.64	
Ensure® PlusJuce Liq Feed（6Flavor）	357.91	

表 2 - 2　2016 年英国 NIC 报销前十的产品目录

名称	销售额（万英镑）	合计销售额（万英镑）
Fortisip® Compact Liq（8Flavor）	1644.68	
Fortisip® Bottle Liq（8Flavor）	1524.17	
Ensure® Plus Milkshake Style Liq（10Flavor）	1414.08	
Nutrison® Pack Energy M/Fibre	977.26	
Ensure® Compact Liq（3Flavor）	741.90	8853.09
Jevity® 1.5 kcal Liq	582.08	
Fresubin® 2 kcal Drink（6Flavor）	547.22	
Nutrison® Pack Energy	492.60	
Ensure® Two Cal Liq（4Flavor）	466.91	
Fortisip® Compact Protein Liq（6Flavor）	462.17	

从以上两个表格的对比可知，2006 年在临床中更倾向于管饲，雅培的 Ensure® Plus Tube Feed Liq Vanilla 排名第一，占前十销售额总量的 34.6%，占 2006 年总销售额的 18.97%，在临床应用中处于绝对地位；而 2016 年则以口服为主，纽迪希亚的 Fortisip® Compact Liq（8Flavor）和 Fortisip® Bottle Liq（8Flavor）则处于主导地位，占前十总销售额的 35.8%，占 2016 年总销售额的 12.32%。从以上数据可以看出肠内营养的使用方法也在不断地发生改变，这可能是因为在临床研究中，人们深刻地认识到了早期营养干预带来的益处，因此采用 ONS 对具有营养不良风险的患者进行干预，从而推动了 ONS 销售量的上升。除了使用方法的改变，口味也是影响销售额的重要因素，从以上两个表格可

以看出，口味越多，销售额越好，同时高能量密度产品也逐渐被临床关注。

从表2-1和2-2还可以看出，虽然2016位于前十位的产品销售额之和较2006年增加了12.8%，但与2006~2016年总销售额的增幅79.64%相比，前十位产品销售额之和对于所有产品销售额来讲却是下降趋势，这应当与临床中使用的产品数量不断增多有关，对2006~2016年前十位产品销售额之和与总销售额进行统计发现，自2006年开始前十位销售额之和在总销售额的比重就在不断下降。以2006年销售额第一名的 Ensure® Plus Tube Feed Liq Vanilla 为例，对销售数据进行分析发现，2016年销售额仅为2006年的0.01%，详见图2-2、2-3。

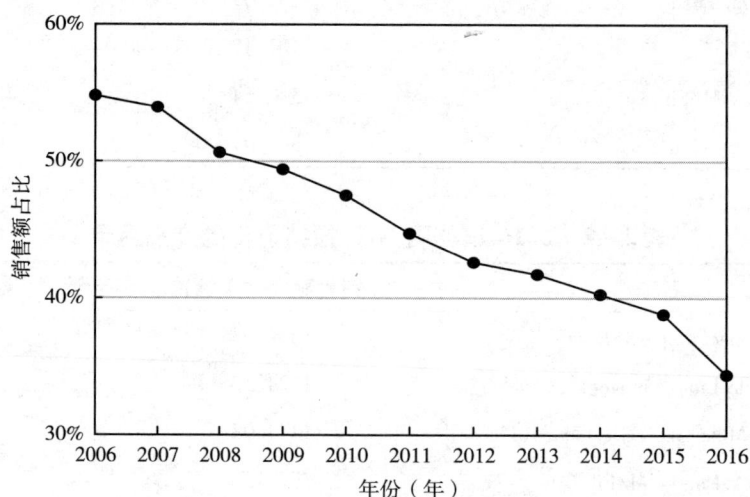

图2-2　销售额前十位产品的总销售额占比变化趋势

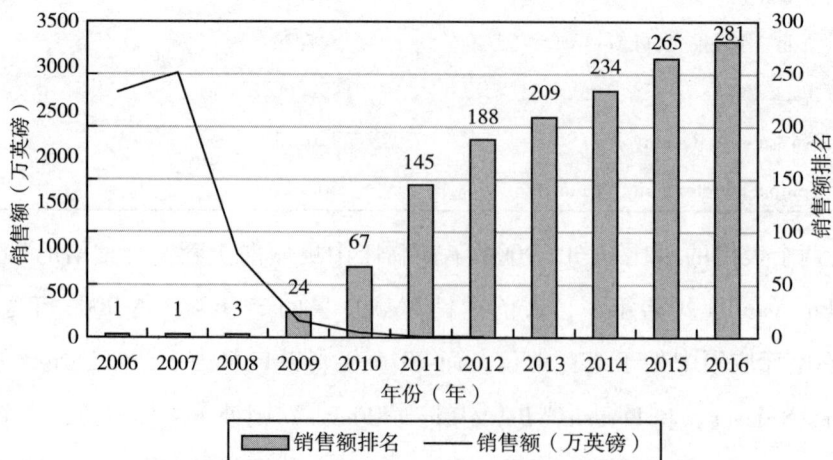

图2-3　Ensure® Plus Tube Feed Liq Vanilla 销售额变化情况

通过对2006年销售额第一、二名此后十年的销售数据进行跟踪对比发现，2006年销售第一的 Ensure® Plus Tube Feed Liq Vanilla 自2009年开始销售额大幅度下降，仅为最大销售额年（2007 年）的 6.37%，而 2006 年销售第二名的 Fortisip® Bottle Liq 在 2008 年成为第一名，此后的时间里虽然有所下降，但是最低点（2016 年销售额 1524.17 万英镑）仍然占到最高点（2010 年销售额 2843.54 万英镑）的 53.60%，详见图 2 - 4。经过对这两个产品信息的比较，两款产品均为全营养产品，Ensure® Plus Tube Feed Liq Vanilla 主要用于管饲，而 Fortisip® Bottle Liq 以口服为主。两者在使用途径上不同，体现出营养干预的时间节点不同，前者在已经无法自主进食时才使用，而后者则在具有营养不良风险或者已经发生营养不良时便可使用，这极大地扩充了使用人群范围，在销量上也有所体现。

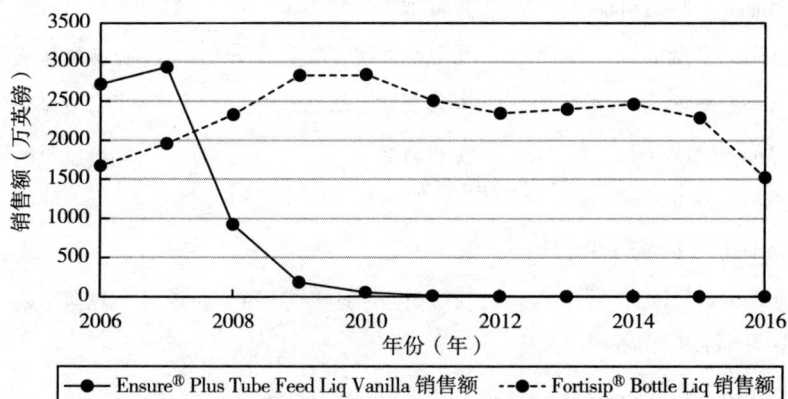

图 2 - 4　管饲型产品与口服型产品销售额比较

通过对英国 2006~2016 年的产品使用情况进行对比分析可知，随着临床使用和对营养与疾病及营养与器官功能认识的不断深化，患者使用依从性和临床使用效果推动了产品的革新，使临床中使用的产品越来越多，同时更多地关注了早期营养对患者预后的影响，这使 ONS 的销量得以持续增加。

第二节　纽迪希亚产品分析

纽迪希亚隶属于达能集团，是欧洲著名的肠内营养产品生产企业，旗下有多个系列的 FSMP 产品，主要适用于蛋白质过敏、难治性癫痫、遗传性代谢紊乱、儿童生长发育迟缓、早期阿尔茨海默病、吞咽功能障碍及与特定疾病（肿瘤、糖尿病）相关营养不良患者。本节将详细分析纽迪希亚在欧洲上市的产品。

1. 氨基酸代谢异常 Anamix® 系列

该系列产品适用于蛋白质不耐受的儿童或者新生儿，其蛋白源为不同的氨基酸，以解决蛋白质不耐受的情况。该系列包括适用于不同氨基酸代谢障碍及不同年龄段患者的产品。Infant 适用于 0~1 岁婴儿，同时可作为食品补充剂使用至 3 岁。Junior 和

Junior LQ 适用于 1～10 岁儿童。First Spoon 适用于 6 个月～5 岁的儿童。产品详细情况见表 2-3。

表 2-3 Anamix® 系列产品概况

序号	产品名称	氨基酸特征	适应证
1	PKU Anamix® Junior LQ	无苯丙氨酸	苯丙酮尿症
2	PKU Anamix® Junior		
3	PKU Anamix® Infant		
4	PKU Anamix® First Spoon	极低苯丙氨酸	
5	SOD Anamix® Infant	蛋氨酸、胱氨酸	亚硫酸盐氧化酶缺乏症
6	GA1 Anamix® Infant	无赖氨酸、低色氨酸	戊二酸血症第一型
7	HCU Anamix® Infant	无蛋氨酸	同型胱氨酸尿症
8	HCU Anamix® Junior		
9	HCU Anamix® Junior LQ		
10	MSUD Anamix® Infant	无亮氨酸、异亮氨酸和缬氨酸	枫糖浆尿病
11	MSUD Anamix® Junior		
12	MSUD Anamix® Junior LQ		
13	TYR Anamix® Infant	无苯丙氨酸和无酪氨酸	酪氨酸血症
14	TYR Anamix® Junior		
15	TYR Anamix® Junior LQ		
16	MMA/PA Anamix® Infant	蛋氨酸、苏氨酸，无缬氨酸和低异亮氨酸	甲基丙二酸或丙酸血症
17	MMA/PA Anamix® Junior	蛋氨酸、苏氨酸，无缬氨酸	
18	NKH Anamix® Infant	无甘氨酸	非酮症性高甘氨酸血症
19	IVA Anamix® Infant	无亮氨酸	异戊酸血症
20	IVA Anamix® Junior		

2. 脂肪组件系列

在纽迪希亚产品线中有两款脂肪酸组件，分别为 Calogen® 和 Liquigen®，两者均属于非全营养 FSMP，能量密度均为 4.5 kcal/mL，能量 100% 来自脂肪。两款产品的区别在于脂肪来源不同，前者使用 LCT 为脂肪来源，后者使用 MCT。两款产品均采用水包油（O/W）的方式制备成水包油型乳剂，脂肪含量均为 50%，避免了直接服用植物油带来的油腻感。

Calogen® 适用于电解质摄入限制的患者，可用于牛奶蛋白摄入受限的患者，亦可用于增加其他产品的能量供应及需要 LCT 生酮饮食的部分饮食管理。该产品有原味、草莓味和香蕉味三种口味，其中植物油的来源为菜籽油、葵花籽油，乳化剂为 E472c，天然口味不含糖，另外两种口味除了含有糖外，还含有不同的矫味剂和着色剂。

Liquigen®可作为生酮饮食管理的部分营养素来源，适用于于 LCT 氧化紊乱、乳糜胸、脂肪吸收不良、短肠综合征及蛋白质不耐受的患者。

Calogen®和 Liquigen®的营养成分表见表 2-4。

表 2-4　Calogen®和 Liquigen®营养成分

项目	含量 Liquigen®/Calogen®（原味）	项目	含量 Liquigen®/Calogen®（原味）
能量（kcal）	450	脂肪（g）	50
碳水化合物（g）	0/0.1	MCT（g）	45.4/0
蛋白质（g）	0	钠（mg）	7
饱和脂肪酸（g）	47.1/5.3	氯（mg）	0.1

3. 免疫配方 Cubitan®

（1）产品概述　该产品是一款富含精氨酸、锌和抗氧化剂的高能量密度、高蛋白（10 g/100 mL）口服营养补充剂，能量密度为 1.25 kcal/mL，适用于慢性创伤恢复患者的营养补充。脂肪、蛋白质、碳水化合物供能比分别为 30%、25%、45%，有香草味、草莓味和巧克力味三种口味。

（2）配方　以香草味为例，该产品配方：牛奶浓缩蛋白，水，麦芽糊精，蔗糖，植物油，L-精氨酸，酸度调节剂（柠檬酸），香精（香草），L-抗坏血酸钠，类胡萝卜素（含大豆）（β-胡萝卜素、叶黄素、番茄红素），磷酸氢镁，乳化剂（大豆卵磷脂），氯化胆碱，磷酸氢二钾，DL-α-生育酚醋酸酯，柠檬酸钾，氢氧化镁，乳酸亚铁，氯化钾，硫酸锌，氢氧化钾，亚硒酸钠，葡萄糖酸铜，氯化钠，硫酸锰，烟酰胺，维生素 A 醋酸酯，叶酸，D-泛酸钙，维生素 B_1，氯化铬，维生素 B_2，D-生物素，维生素 D_3，维生素 B_6，钼酸钠，氟化钠，碘化钾，维生素 K_1，维生素 B_{12}。

（3）营养成分　以香草味为例，其营养成分见表 2-5。

表 2-5　Cubitan®（香草味）营养成分（每 100mL）

项目	含量	项目	含量
能量（kcal）	125	肌醇（mg）	153
蛋白质（g）	10	L-肉毒碱（mg）	0
精氨酸（g）	1.5	牛磺酸（mg）	0
碳水化合物（g）	11.7	钠（mg）	50
脂肪（g）	3.5	钾（mg）	150
维生素 A（μg RE）	119	氯（mg）	80
维生素 D_3（μg）	1.3	钙（mg）	225

续表

项目	含量	项目	含量
维生素 E（mg α－TE）	19	磷（mg）	182
维生素 K_1（μg）	10	镁（mg）	42
维生素 B_1（mg）	0.28	铁（mg）	3
维生素 B_2（mg）	0.63	锌（mg）	4.5
维生素 B_6（mg）	0.65	锰（mg）	1.3
维生素 B_{12}（μg）	0.79	铜（μg）	675
烟酸（mg）	3.4	碘（μg）	25
叶酸（μg）	100	氟（mg）	0.19
泛酸（mg）	1	钼（μg）	19
生物素（μg）	7.5	铬（μg）	13
维生素 C（mg）	125	硒（μg）	32
胆碱（mg）	69		

4. Forticare®

（1）产品概述 该产品是一款用于胰腺癌或者肺癌患者的高能量密度（1.6 kcal/mL）、高蛋白（9.0 g/100 mL）即用型特定全营养口服营养补充剂，富含 ω－3 多不饱合脂肪酸、抗氧化剂和膳食纤维，可作为患者营养补充的部分或唯一营养源。包装容量为 125 mL/瓶。

（2）配方 以卡布奇诺味为例，该产品配方：水，葡萄糖浆，钼酸钠，分离牛奶蛋白，氟化钠，海藻糖，蔗糖，植物油，膳食纤维（低聚果糖、菊糖、纤维素、抗性淀粉），鱼油，浓缩乳清蛋白物，柠檬酸钾，香精，氯化钠，柠檬酸钠，着色剂（E150d），磷酸氢镁，氯化胆碱，类胡萝卜素（β－胡萝卜素、叶黄素、番茄红素）、L－抗坏血酸钠，碳酸镁，氢氧化钾，牛磺酸，DL－α－生育酚醋酸酯，L－肉毒碱，乳酸亚铁，硫酸锌，烟酰胺，维生素 A，亚硒酸钠，硫酸锰，葡萄糖酸铜，维生素 B_6，D－泛酸钙，叶酸，D－生物素，氯化铬，维生素 D_3，维生素 B_{12}，维生素 B_1，氟化钠，维生素 B_2，碘化钾，维生素 K_1。

（3）营养成分 以卡布奇诺味为例，其营养成分表见表 2－6。

表 2－6 Forticare®（卡布奇诺味）营养成分（每 100mL）

项目	含量	项目	含量
能量（kcal）	160	生物素（μg）	6.4
蛋白质（g）	9	维生素 C（mg）	30
碳水化合物（g）	19.1	胆碱（mg）	59
脂肪（g）	5.3	L－肉毒碱（mg）	11
饱和脂肪酸（g）	1	牛磺酸（mg）	13

续表

项目	含量	项目	含量
单不饱和脂肪酸（g）	1.6	钠（mg）	110
多不饱和脂肪酸（g）	2.7	钾（mg）	215
EPA（g）	600	氯（mg）	140
DHA（g）	298	钙（mg）	170
膳食纤维（g）	2.1	磷（mg）	120
维生素 A（μg RE）	130	镁（mg）	28
维生素 D_3（μg）	1.1	铁（mg）	1.9
维生素 E（mg α – TE）	4.1	锌（mg）	2
维生素 K_1（μg）	8.5	锰（mg）	0.68
维生素 B_1（mg）	0.24	铜（μg）	288
维生素 B_2（mg）	0.25	碘（μg）	21
维生素 B_6（mg）	0.68	氟（mg）	0.16
维生素 B_{12}（μg）	0.95	钼（μg）	16
烟酸（mg）	2.9	铬（μg）	11
叶酸（μg）	67	硒（μg）	14
泛酸（mg）	0.85		

5. 全营养口服营养补充剂 Fortisip® 系列

该系列产品共有 9 款，主要是为能够自主进食且需营养补充的患者而设计的，分为奶基型、果汁型和酸奶型三种口味和配方，以满足不同临床需求，该系列产品均为全营养和特定全营养 FSMP，详细情况见表 2 – 7。

表 2 – 7　Fortisip® 系列产品概况

序号	产品名称	特征
1	Fortisip®	能量密度 1.5 kcal/mL，不含膳食纤维
2	Fortisip® 2 kcal	能量密度 2.0 kcal/mL，高蛋白配方（10 g/100 mL）
3	Fortisip® Compact	能量密度 2.4 kcal/mL，高蛋白配方（9.6 g/100 mL）
4	Fortisip® Compact Fibre	能量密度 2.4 kcal/mL，高蛋白配方（9.6 g/100 mL），膳食纤维含量高达 3.6%
5	Fortisip® Compact Protein	能量密度 2.4 kcal/mL，高蛋白配方（14.4 g/100 mL）
6	Fortisip® Extra	能量密度 1.6 kcal/mL，高蛋白配方（10 g/100 mL），高维生素和矿物质设计，一瓶（200 mL）可满足人体每日需求量的 50%
7	Fortisip® Fruit Dessert	果汁型全营养产品，能量密度 1.33 kcal/mL，膳食纤维含量高达 2.33%
8	Fortisip® Multi Fibre	能量密度 2.4 kcal/mL，高膳食纤维配方（4.5 g/100 mL）
9	Fortisip® Yoghurt Style	果汁型全营养产品，能量密度 1.5 kcal/mL，膳食纤维含量 0.2%

6. 全营养口服营养补充剂 Fortimel® 系列

该系列产品共有 3 款，均为高能量密度产品，目的是减少患者的摄入体积，从而提高临床使用的依从性。

Fortimel® Compact Energy 是一款高能量密度（1.5 kcal/mL）口服营养补充剂，富含所有必需矿物质、维生素和微量元素，不含乳糖和麸质，125 mL 所含各种营养素与常规产品的 200 mL 相当，在临床上具有更好的依从性。

Fortimel® Compact Protein 和 Fortimel® Extra 是高蛋白、高能量密度 FSMP，用于与疾病相关的营养不良的营养治疗。含有人体所需的必需维生素、矿物质和微量元素。Fortimel® Compact Protein 能量密度高达 2.4 kcal/mL，蛋白质含量 6 g/100 kcal。有香蕉味、浆果味、摩卡味、桃味、芒果味、草莓味和香草味 7 种口味。

Fortimel® Extra 能量密度高达 1.5 kcal/mL，蛋白质含量 6 g/100 kcal。

7. 婴幼儿全营养 Infatrini® 系列

该系列产品是高蛋白、高能量密度即用型全营养 FSMP，可以作为生长缓慢或者需要额外增加营养摄入的 0 ~ 18 个月儿童（体重 9 kg）的唯一营养源。该系列产品共有 2 款，能量密度均为 1.0 kcal/mL，Infatrini® 是一款整蛋白型全营养 FSMP，而 Infatrini® Peptisorb 是一款要素型（多肽）全营养 FSMP。有瓶装（200 mL）和软袋（500 mL）两种包装形式，可通过口服或者管饲给予。

8. 生酮饮食管理（KetoCal®）系列

（1）产品概述　该系列产品适用于难治性癫痫的生酮饮食治疗，包括 KetoCal® 3∶1、KetoCal® 4∶1 和 KetoCal® 4∶1LQ 共 3 款产品。

KetoCal® 3∶1 是一种不含人工甜味剂的高脂肪、低碳水化合物的粉状全营养 FSMP，其配方中含有 DHA 和 ARA，有利于儿童生长发育，生酮比率为 3∶1 ［脂肪∶（碳水化合物 + 蛋白质）］，适合刚开始进行生酮饮食管理的患者，按照标准操作稀释成能量密度为 1.0 kcal/mL 的液体，适用于低能量需求的儿童。

KetoCal® 4∶1 是一种粉状特定全营养 FSMP，生酮比率为 4∶1 ［脂肪∶（碳水化合物 + 蛋白质）］，富含 DHA、ARA 及膳食纤维（MF6™），按照标准操作稀释成能量密度为 1.0 kcal/mL 的液体，适用于低能量需求的 1 岁以上儿童。

KetoCal® 4∶1 LQ 是一种即用型全营养 FSMP，生酮比率为 4∶1 ［脂肪∶（碳水化合物 + 蛋白质）］，与其他生酮饮食产品联用后适用于 1 岁以上儿童。

（2）适应证　KetoCal® 3∶1、KetoCal® 4∶1 和 KetoCal® 4∶1LQ 这 3 款产品均适用于难治性癫痫、丙酮酸脱氢酶缺乏症（pyruavte dehydrogenase deficiency，PDH）、葡萄糖转运子 1 缺乏综合征（glucose transporter 1 deficiency syndrome，GLUT1 – DS）以及需要采用

生酮饮食的其他疾病。

（3）用法用量　在临床医生的指导下，按需进行个性化营养支持。

（4）能量分布　KetoCal®系列产品均为特定全营养 FSMP，其营养素供能比见表 2-8。

表 2-8　KetoCal®系列产品营养素供能比

产品名称	蛋白质（%）	脂肪（%）	碳水化合物（%）	纤维素（%）
KetoCal® 3∶1	8.8	87.1	4.1	0
KetoCal® 4∶1	8.2	88.7	3.1	1.5
KetoCal® 4∶1 LQ	8.2	88.7	3.1	1.5

（5）配方　KetoCal® 3∶1 的配方：精制植物油（棕榈油、大豆油、葵花籽油），牛奶蛋白（酪蛋白、乳清蛋白），乳糖（来自牛奶），磷酸钙，柠檬酸钾，玉米糖浆固体，氯化钾，磷酸二氢钙，醋酸镁，酒石酸胆碱，L-胱氨酸，ARA（来自 M. Alpina Oil），DHA（来自 C. Cohnii Oil），L-色氨酸，肌醇，硫酸亚铁，酪蛋白酸钠（来自牛奶），氯化钠，抗坏血酸钠，L-抗坏血酸，L-肉碱，牛磺酸，乳化剂（大豆卵磷脂、单双脂肪酸甘油酯）、硫酸锌，维生素 E（DL-α-生育酚醋酸酯、混合生育酚），烟酰胺，D-泛酸钙，硫酸铜，硫酸锰，维生素 B_1，维生素 B_2，维生素 A，碘化钾，叶酸，维生素 C，棕榈酸酯，氯化铬，钼酸钠，维生素 K_1，亚硒酸钠，生物素，维生素 D_3，维生素 B_{12}。

KetoCal® 4∶1 的配方：精制植物油（棕榈油、大豆油、葵花籽油），牛奶蛋白（酪蛋白、乳清蛋白），大豆卵磷脂，大豆纤维，磷酸三钙，柠檬酸三钾，阿拉伯胶，菊粉，固体玉米糖浆，氯化钠，醋酸镁，微晶纤维素，氯化钙，低聚果糖，玉米淀粉，人工香精，乳酸钙，L-胱氨酸，ARA（来自 M. Alpina Oil），DHA（来自 C. Cohnii Oil），酒石酸胆碱，L-色氨酸，酪蛋白酸钠（来自牛奶），二氧化硅，氯化钾，硫酸亚铁，抗坏血酸钠，苯丙氨酸，天然香精，L-缬氨酸，L-酪氨酸，L-肉毒碱，牛磺酸，L-抗坏血酸，肌醇，单、双脂肪酸甘油酯，L-组氨酸，硫酸锌，人工甜味剂（三氯蔗糖），DL-α-生育酚醋酸酯，烟酰胺，D-泛酸钙，硫酸锰，硫酸铜，维生素 B_1，维生素 B_6，维生素 B_2，维生素 A 醋酸酯，叶酸，抗坏血酸棕榈酸酯，混合生育酚，碘化钾，氯化铬，钼酸钠，亚硒酸钠，叶绿醌，D-生物素，维生素 D_3，维生素 B_{12}。

KetoCal® 4∶1 LQ 的配方：水，精制植物油（棕榈油、大豆油、高油酸葵花籽油），酪蛋白酸钠（来自牛奶），乳清蛋白浓缩物（来自牛奶），大豆纤维，玉米淀粉，菊粉，乳化剂（CAEM），磷酸二钾，阿拉伯胶，氯化钙，ARA（来自 M. Alpina Oil），醋酸镁，氯化钾，DHA（来自 C. Cohnii Oil），微晶纤维素，低聚果糖，L - 抗坏血酸，磷酸钙，脂肪酸单甘油酯，柠檬酸钠，氢氧化钠，氯化胆碱，L - 胱氨酸，磷酸二氢钙，丙二醇海藻酸盐，乳酸亚铁，L - 肉毒碱，牛磺酸，肌醇，L - 色氨酸，硫酸锌，DL - α - 生育酚醋酸酯，大豆卵磷脂，烟酰胺，D - 泛酸钙，硫酸锰，抗坏血酸棕榈酸酯，硫酸铜，维生素 B_1，维生素 B_6，维生素 B_2，维生素 A 醋酸酯，混合生育酚，DL - α - 生育酚，叶酸，碘化钾，氯化铬，亚硒酸钠，钼酸钠，维生素 K_1，D - 生物素，维生素 D_3，维生素 B_{12}。

（6）营养成分 KetoCal® 3：1 和 KetoCal® 4：1 属于粉剂特定全营养 FSMP，KetoCal® 4：1 LQ 属于即用型特定全营养 FSMP，其营养成分见表 2 - 9、2 - 10。

表 2 - 9 KetoCal® 3：1 及 KetoCal® 4：1 营养成分（每 100g）

项目	含量 KetoCal® 3：1/ KetoCal® 4：1	项目	含量 KetoCal® 3：1/ KetoCal® 4：1
能量（kcal）	699/701	胆碱（mg）	180/330
蛋白质（g）	15.3/14.4	肌醇（mg）	153/19.1
碳水化合物（g）	7.2/8.1	L - 肉毒碱（mg）	0/45
脂肪（g）	67.7/69	牛磺酸（mg）	0/33
DHA + ARA（mg）	116/119	钙（mg）	760/771
ARA（mg）	116/16.6	磷（mg）	510/600
维生素 A（μg RE）	1748（525）/1232（370）	镁（mg）	95/106
维生素 D_3（μg）	508（12.7）/420（10.5）	铁（mg）	10.9/7
维生素 E（mg α - TE）	11.8（7.9）/10.7（7.2）	锌（mg）	7.4/5.7
维生素 K_1（μg）	55.9/26.3	锰（mg）	0.57/0.84
维生素 B_1（mg）	0.9/0.89	铜（μg）	760/580
维生素 B_2（mg）	0.7	碘（μg）	124/86.3
维生素 B_6（mg）	0.7	钼（μg）	31.3/28.7
维生素 B_{12}（μg）	1.4/0.77	铬（μg）	26.2/14.7
烟酸（mg）	4.9/7	硒（μg）	18.9/32.9
叶酸（μg）	140/134	钠（mg）	287/480
泛酸（mg）	2.8/2.9	钾（mg）	900/771
生物素（μg）	13.9/19.1	氯（mg）	440/722
维生素 C（mg）	84.0/43.5		

表 2 – 10   KetoCal® 4∶1 LQ 配方表

项目	含量 每100 mL/每罐（237 mL）	项目	含量 每100 mL/每罐（237 mL）
能量（kcal）	150/356	叶酸（μg）	28.7/68
蛋白质（g）	3.09/7.32	泛酸（mg）	0.62/1.5
碳水化合物（g）	1.73/4.1	生物素（μg）	4.1/9.7
纤维素（g）	1.12/2.65	维生素 C（mg）	9.3/22
可溶性纤维素（g）	0.56/1.33	胆碱（mg）	51.5/122
不可溶纤维素（g）	0.56/1.33	肌醇（mg）	4.1/9.7
脂肪（g）	14.8/35.1	钙（mg）	88.4/210
饱和脂肪酸（g）	2.2/5.2	磷（mg）	88.4/210
单不饱和脂肪酸（g）	8.3/19.7	镁（mg）	22.7/53.8
多不饱和脂肪酸（g）	3.7/8.8	铁（mg）	1.5/3.6
亚油酸（mg）	3228/7650	锌（mg）	1.2/2.8
α – 亚麻酸（mg）	313/741	锰（mg）	0.18/0.43
DHA（mg）	55/131	铜（μg）	120/280
ARA（mg）	55/131	碘（μg）	18.5/43.8
维生素 A（μg RE）	264（79.2）/626（188）	钼（μg）	6.2/14.7
维生素 D_3（μg）	92（2.3）/220（5.5）	铬（μg）	3.2/7.6
维生素 E（mg α – TE）	2.3（1.5）/5.5（3.6）	硒（μg）	7.1/16.8
维生素 K_1（μg）	5.6/13.3	钠（mg）	103/244
维生素 B_1（mg）	0.19/0.45	钾（mg）	165/391
维生素 B_2（mg）	0.15/0.36	氯（mg）	155/367
维生素 B_6（mg）	0.15/0.36	L – 肉毒碱（mg）	8.3/19.7
维生素 B_{12}（μg）	0.17/0.40	牛磺酸（mg）	6.3/14.9
烟酸（mg）	1.5/3.6		

9. 苯丙酮尿症系列

纽迪希亚公司在针对 PKU 方面的产品众多，经统计共有 15 款产品，其使用人群涵盖婴儿、幼儿、儿童、成人及孕妇等，产品配方中蛋白质来源以氨基酸和低苯丙氨酸含量的蛋白质组成，其中多数产品采用必需氨基酸和非必需氨基酸作为蛋白源，剂型包括粉剂、片剂及混悬液，详细情况见表 2 – 11。

表 2 – 11   PKU 系列产品概况

序号	产品名称	适用人群
1	PhenylAde® GMP Drink Mix	>1 岁
2	Periflex® Early Years	婴儿
3	Periflex® Junior Plus	较大婴儿
4	Periflex® LQ	儿童、青少年及成人
5	PKU Lophlex® LQ	>4 岁
6	PhenylAde® Essential Drink Mix	幼儿、儿童和成人，包括孕妇和育龄妇女
7	PhenylAde® 60 Drink Mix	儿童和成人，包括孕妇和育龄妇女
8	Periflex® Advance	较大儿童和成人，包括孕妇和育龄妇女
9	Lophlex® Powder	>9 岁
10	Phlexy – 10™ Tablets	>1 岁
11	PhenylAde® MTE Amino Acid Blend	>1 岁
12	PhenylAde® PheBLOC	>12 岁
13	PhenylAde® 40 Drink Mix	儿童及成人，包括孕妇和育龄妇女
14	XPhe Maxamum®	儿童及成人，包括孕妇
15	Lanaflex®	>18 岁且无须严格进行 PKU 饮食管理的成年人
16	PKU Nutri® 1 Concentrated	0 ~ 12 个月
17	PKU Nutri® 1 Energy	0 ~ 12 个月，可补充至 3 岁
18	PKU Nutri® 2 Concentrated	>1 岁
19	PKU Nutri® 2 Energy	>1 岁
20	PKU Nutri® 3 Concentrated	>9 岁
21	PKU NUtri® 3 Energy	>9 岁
22	PKUAnamix® Junior LQ	1 ~ 10 岁
23	PKUAnamix® Junior	
24	PKUAnamix® Infant	0 ~ 1 岁
25	TYRAnamix® Infant	
26	PKUAnamix® First Spoon	>6 个月

Lophlex® 系列产品在 PKU 的治疗中具有非常显著的优势和价值，因此下文对其进行详细介绍。

（1）产品概述   该系列产品主要适用于 PKU 患者的饮食管理，有多个品种，Lophlex® LQ 是由氨基酸、微量元素、维生素和脂肪组成的特定全营养 FSMP，其配方特点为不含苯丙氨酸，脂肪含量也极低。该产品适用于 4 岁以上且需要补充氨基酸或者先天性蛋白质代谢异常的儿童、成人及孕妇。Lophlex®（粉）则适用于 8 岁以上儿童及成人。

（2）适应证　该产品适用于 PKU 患者的饮食管理。

（3）用法用量　在医生或者营养师指导下，按个体需求进行营养支持。

（4）配方　Lophlex® LQ 有浆果味、热带水果味和橙味三种口味，以橙味为例，该产品配方：浓缩橙汁（45.5%），水，玉米固体糖浆，L-亮氨酸，柠檬酸，L-脯氨酸，L-精氨酸，甘氨酸，L-赖氨酸乙酸，乙酸，L-缬碱，L-异亮氨酸，L-磷酸二钙，L-丙二醛，L-亚硒氨酸，L-山松素，L-组皂甙，L-赖氨酸，L-天冬氨酸，麦芽糊精，醋酸镁，L-胱氨酸，酒石酸胆碱，L-色氨酸，糖，ARA（来自 C. Cohnii 油），N-乙酰-L-蛋氨酸，微晶纤维素，天然香料，L-抗坏血酸，牛磺酸，L-蛋氨酸，瓜尔豆胶，葵花籽磷脂，黄原胶，肌醇，防腐剂（山梨酸钾、苯甲酸钠），人工甜味剂（三氯蔗糖、乙酰磺胺嘧啶钾），乳酸铁，纤维素胶，L-肉毒碱，硫酸锌（防腐剂），烟酰胺，DL-α-生育酚醋酸酯，泛酸钙，硫酸镁，硫酸铜，维生素 B_1，维生素 B_6，维生素 A 棕榈酸酯，维生素 B_2，叶酸，碘化钾，抗坏血酸棕榈酸酯，混合生育酚，钼酸钠，D-生物素，亚硒酸钠，氯化铬，维生素 K_1，维生素 D_3，维生素 B_{12}。

（5）营养成分　Lophlex® LQ 和 Lophlex® 均属于低脂肪要素型全营养产品，蛋白质来源为氨基酸，其营养成分见表 2-12。

表 2-12　Lophlex® LQ 及 Lophlex® 营养成分

项目	含量 125 mL/每 10 g 蛋白当量（1 袋）	项目	含量 125 mL/每 10 g 蛋白当量（1 袋）	项目	含量 125 mL/每 10 g 蛋白当量（1 袋）	项目	含量 125 mL/每 10 g 蛋白当量（1 袋）
能量（kcal）	120/41	维生素 A（μg RE）	949（285）/557（167）	L-异亮氨酸（g）	1.24/0.73	钙（mg）	319/296
蛋白质（g）	20/10	维生素 D_3（μg）	320（8.0）/82.9（2.1）	L-亮氨酸（g）	2.13/1.24	磷（mg）	244/285
碳水化合物（g）	9.3/0.14	维生素 E（mg α-TE）	4.8（3.2）/4.6（3.1）	L-赖氨酸（g）	1.63/0.84	镁（mg）	96.3/76.5
纤维素（g）	0.5/—	维生素 K_1（μg）	24.9/20.4	L-甲硫氨酸（g）	0.34/0.2	铁（mg）	5.1/3.7
脂肪（g）	0.44/0.03	维生素 B_1（mg）	0.54/0.23	L-苯丙氨酸（g）	0	锌（mg）	3.8/2.3
DHA（mg）	150/0	维生素 B_2（mg）	0.5/0.24	L-脯氨酸（g）	2/0.89	锰（mg）	0.56/0.44

续表

项目	含量 125 mL/每 10 g 蛋白当量（1 袋）	项目	含量 125 mL/每 10 g 蛋白当量（1 袋）	项目	含量 125 mL/每 10 g 蛋白当量（1 袋）	项目	含量 125 mL/每 10 g 蛋白当量（1 袋）
L - 丙氨酸（g）	1.16/0.47	维生素 B₆（mg）	0.58/0.4	L - 丝氨酸（g）	1.09/0.54	铜（μg）	563/204
L - 精氨酸（g）	2/0.83	维生素 B₁₂（μg）	1.8/0.79	L - 苏氨酸（g）	1.04/0.61	碘（μg）	56.3/32.7
L - 天冬酰胺（g）	0	烟酸（mg）	7.1/1.4	L - 色氨酸（g）	0.41/0.24	钼（μg）	25/9.3
L - 天冬氨酸（g）	1.75/0.77	叶酸（μg）	120/123	L - 氨基对苯丙氨酸（g）	1.88/1.12	铬（μg）	10.8/6.6
L - 瓜氨酸（g）	0	泛酸（mg）	1.8/1.2	L - 缬氨酸（g）	1.38/0.8	硒（μg）	26.8/14.4
L - 胱氨酸（g）	0.51/0.31	生物素（μg）	53.4/6.1	L - 肉毒碱（g）	0.01	钠（mg）	<25（<10）/<3
L - 谷氨酸（g）	0	维生素 C（mg）	17.8/15.7	牛磺酸（g）	0.1/0.02	钾（mg）	90（2.3）/<6
甘氨酸（g）	1.88/0.73	胆碱（mg）	153/103	谷氨酰胺（g）	0/0.56	氯（mg）	<25（<10）/<1
L - 组氨酸（g）	0.79/0.47	肌醇（mg）	40.6/20				

10. 无敏配方 Neocate® 系列

该系列产品适用于牛奶蛋白过敏（cow's milk allergy，CMA）及其他食物蛋白过敏（multiple food protein allergies，MFPA）人群的饮食管理。共有 5 款产品，覆盖不同年龄段，详细情况见表 2 - 13。

表 2 - 13　Neocate® 系列产品概况

序号	产品名称	适用年龄	配方特点
1	Neocate® Syneo	0 ~ 1 岁	含有益生菌和益生元
2	Neocate® LCP	0 ~ 1 岁	富含长链多不饱和脂肪酸
3	Neocate® Spoon	>6 月	配方采用低过敏性氨基酸
4	Neocate® Junio	1 ~ 10 岁	营养素设计满足 1 ~ 10 岁儿童生长需求

以 Neocate® syneo 为例对 Neocate® 无敏配方进行详细介绍。

（1）产品概况　Neocate® Syneo 是一种由氨基酸、精制植物油、碳水化合物、益生元和益生菌组成的粉状特定全营养FSMP，主要用于牛奶过敏、多种食物蛋白过敏以及其他需要采用氨基酸进行膳食管理的患者。

（2）适应证　适用于牛奶过敏、多种食物蛋白过敏的0~1岁婴儿的饮食管理，亦可用于需要以氨基酸为蛋白源进行饮食管理的其他患者。

（3）配方　该产品配方：干葡萄糖浆，精制植物油［棕榈仁和（或）椰子油］，高油酸葵花籽油、葵花籽油、菜籽油），膳食纤维（低聚果糖、菊粉），L-精氨酸，L-天冬氨酸，L-亮氨酸，L-赖氨酸醋酸酯，L-谷氨酰胺，L-脯氨酸，L-缬氨酸，乳化剂（E472c），甘氨酸，L-异亮氨酸，磷酸氢二钾，L-苏氨酸，L-苯丙氨酸，L-酪氨酸，L-丝氨酸，L-组氨酸，L-丙氨酸，磷酸二氢钙，氯化钠，磷酸钠，L-胱氨酸，柠檬酸钾，L-色氨酸，碳酸钙甘油，磷酸钙，柠檬酸钙，重酒石酸胆碱，氯化镁，L-蛋氨酸，L-天冬氨酸镁，ARA，DHA，肌醇，L-抗坏血酸，牛磺酸，硫酸亚铁，硫酸锌，L-肉碱，尿苷5′-单磷酸二钠，5′-单磷酸胞苷，烟酰胺，肌苷5′-单磷酸二钠盐，5′-磷酸腺苷，D-泛酸钙，5′-磷酸鸟苷二钠，抗氧化剂（E304、E307、E306），DL-α-生育酚醋酸酯，短双歧杆菌M-16V，硫酸铜，维生素B_1，维生素B_6，维生素B_2，硫酸锰，维生素A，碘化钾，叶酸，氯化铬，维生素K_1，亚硒酸钠，钼酸钠，D-生物素，维生素D_3，维生素B_{12}。

（4）营养成分表　Neocate® Syneo营养成分见表2-14。

表2-14　Neocate® Syneo营养成分（100 g）

项目	含量	项目	含量
能量（kcal）	464	生物素（μg）	18.1
蛋白质（g）	13.0	维生素C（mg）	49.6
碳水化合物（g）	49.0	钙（mg）	531
糖（g）	4.6	磷（mg）	370
脂肪（g）	23.0	镁（mg）	49.2
饱和脂肪酸（g）	9.7	铁（mg）	6.9
MCT（g）	7.3	锌（mg）	5.1
单不饱和脂肪酸（g）	7.8	锰（mg）	0.19
多不饱和脂肪酸（g）	4.5	铜（μg）	390
ARA（mg）	77.0	碘（μg）	95.6
DHA（mg）	77.0	钼（μg）	10.7
膳食纤维（g）	4.5	铬（μg）	10.1
维生素A（μg RE）	390	硒（μg）	13.8

续表

项目	含量	项目	含量
维生素 D_3 （µg）	8.4	钠 （mg）	181
维生素 E （mg α – TE）	4.3	钾 （mg）	505
维生素 K_1 （µg）	40.8	氯 （mg）	370
维生素 B_1 （mg）	0.54	胆碱 （mg）	91.9
维生素 B_2 （mg）	0.54	肌醇 （mg）	104
维生素 B_6 （mg）	0.54	L – 肉毒碱 （mg）	105
维生素 B_{12} （µg）	1.3	牛磺酸 （mg）	30.0
烟酸 （mg）	4.7	核苷酸 （mg）	23.3
叶酸 （µg）	62.7	短双歧杆菌 M – 16V （CFU）	1×10^{10}
泛酸 （mg）	2.8		

11. 儿童管饲全营养 Nutrini® 系列

该系列产品属于全营养即用型管饲 FSMP，可以作为单一营养源用于存在营养不良或营养不良风险的 1 ~ 6 岁 （9 ~ 20 kg） 和 7 ~ 12 岁 （21 ~ 45 kg） 儿童。共有 7 款产品，其区别仅在于能量密度和蛋白质来源。详细情况见表 2 – 15。

表 2 – 15　Nutrini® 系列产品概况

序号	产品名称	特征
1	Nutrini®	能量密度 1.0 kcal/mL，适用于 1 ~ 6 岁患者
2	Nutrini® Multi Fibre	能量密度 1.0 kcal/mL 且富含膳食纤维 （0.8%） 的全营养产品
3	Nutrini® Energy	高能量密度 （1.5 kcal/mL） 的全营养产品
4	Nutrini® Energy Multi Fibre	高能量密度 （1.5 kcal/mL） 且富含膳食纤维 （0.8%） 的全营养产品
5	Nutrini® Low Energy Multi Fibre	低能量密度 （0.75 kcal/mL） 的全营养产品
6	Nutrini® Peptisorb	能量密度 1.0 kcal/mL 的要素型 （短肽） 全营养产品
7	Nutrini® Peptisorb Energy	高能量密度 （1.5 kcal/mL） 的要素型 （短肽） 全营养产品

12. 成人管饲全营养 Nutrison® 系列

该系列产品为管饲型全营养 FSMP，适用于胃肠功能健全或具有部分胃肠功能的，因为不愿或不能进食导致营养摄入不足的患者的饮食管理。该系列产品众多，详细情况见表 2 – 16。

表 2 – 16　Nutrison® 系列产品概况

序号	产品名称	特　征
1	Nutrison®	能量密度 1.0 kcal/mL 的全营养产品
2	Nutrison® 1000 Complete Multi Fibre	能量密度 1.0 kcal/mL 且含膳食纤维的全营养产品
3	Nutrison® 1200 Complete Multi Fibre	能量密度 1.2 kcal/mL 且含膳食纤维的全营养产品
4	Nutrison® Advanced Cubison	高蛋白（5.5%）且富含精氨酸的全营养产品
5	Nutrison® Advanced Diason	低血糖指数（GI 为 17）的全营养产品
6	Nutrison® Advanced Peptisorb	短肽和氨基酸配方的全营养产品
7	Nutrison® Advanced Protison	高蛋白（7.5%）、高能量密度（1.28 kcal/mL）且富含膳食纤维（1.5%）的全营养产品
8	Nutrison® Concentrated	高能量密度（2.0 kcal/mL）的全营养产品
9	Nutrison® Energy	高能量密度（1.5 kcal/mL）的全营养产品
10	Nutrison® Energy Multi Fibre	高能量密度（1.53 kcal/mL）且富含膳食纤维（2.2%）的全营养产品
11	Nutrison® Low Sodium	低钠（25 mg/100 mL）的全营养产品
12	Nutrison® MCT	富含 MCT（2.2%）的全营养产品
13	Nutrison® Multi Fibre	富含膳食纤维（1.5%）的全营养产品
14	Nutrison® Protein Plus	高蛋白（6.3%）、中等能量密度（1.25 kcal/mL）的全营养产品
15	Nutrison® Protein Plus Multi Fibre	高蛋白（6.3%）、中等能量密度（1.25 kcal/mL）且富含膳食纤维（1.5%）的全营养产品，可溶性和不可溶膳食纤维比例为 1∶1
16	Nutrison® Soya	以大豆蛋白为蛋白源的全营养产品
17	Nutrison® Soya Multi Fibre	以大豆蛋白为蛋白源且富含膳食纤维（1.5%）的全营养产品

　　在中国以药品进行销售的"康全力®"，其英文名称为 Nutrison® Diason，与 Nutrison® Advanced Diason 均为用于糖尿病患者血糖控制的特定全营养 FSMP，该产品与中国销售的"康全力"营养成分比较见表 2 – 17。

表 2 – 17　康全力® 及 Nutrison® Advanced Diason 营养成分（100mL）

项目	含量 Nutrison® Advanced Diason/康全力®	项目	含量 Nutrison® Advanced Diason/康全力®
能量（kcal）	100/75	维生素 C（mg）	15/11.3
蛋白质（g）	4.3/3.2	钠（mg）	100/75
碳水化合物（g）	11.3/8.4	钾（mg）	150/113
脂肪（g）	4.2/3.2	氯（mg）	125/94

续表

项目	含量 Nutrison® Advanced Diason/康全力®	项目	含量 Nutrison® Advanced Diason/康全力®
膳食纤维（g）	1.5	钙（mg）	80/60
维生素 A（μg RE）	82/61.5	磷（mg）	72/54
维生素 D_3（μg）	0.7/2.65	镁（mg）	23/13
维生素 E（μg α-TE）	2.5/9.4	铁（mg）	1.6/1.2
维生素 K_1（μg）	5.3/19.9	锌（mg）	1.2/0.9
维生素 B_1（mg）	0.15/0.11	锰（mg）	0.33/1.25
维生素 B_2（mg）	0.16/0.12	铜（μg）	180/135
维生素 B_6（mg）	0.17/0.13	氟（mg）	0.10/0.08
维生素 B_{12}（μg）	0.5/0.38	碘（μg）	13/10
烟酸（mg）	1.8/6.75	钼（μg）	1.0/7.5
叶酸（μg）	38/28.5	铬（μg）	12/9
泛酸（mg）	0.53/0.4	硒（μg）	7.5/5.63
生物素（μg）	4/5	胆碱（mg）	37/27.8

从上述表格对比和产品英文名称来看，Nutrison® Advanced Diason 应为康全力®的升级产品，除纽迪希亚中国官方网站可以检索到康全力®的相关信息外，其他国家的网站均无法检索到该产品的相关信息。

13. Souvenaid®系列

（1）产品概述　该产品是一款适用于早期阿尔茨海默病患者的 FSMP，其独特的配方能给大脑提供足够的营养支持，该产品富含 ω-3 多不饱和脂肪酸（DHA 和 EPA）、胆碱、尿苷一磷酸和 B 族维生素。经过为期 24 个月的临床研究发现，长期使用该产品可以有效降低 45% 的认知能力下降幅度，它是目前唯一一款用于早期轻度阿尔茨海默病患者的 FSMP。

（2）配方　该产品配方：水，麦芽糊精，糖，鱼油，牛奶蛋白，矫味剂，尿苷 5′-单磷酸二钠盐，氯化胆碱，酸度调节剂（柠檬酸），稳定剂（微晶纤维素、羧甲基纤维素钠），柠檬酸钾，大豆卵磷脂，氢氧化钙，L-抗坏血酸钠，DL-α-生育酚醋酸酯，氢氧化镁，氢氧化钾，氯化钠，亚硒酸钠，乳酸亚铁，柠檬酸钠，叶酸，维生素 B_{12}，硫酸锌，维生素 A 醋酸酯，烟酰胺，维生素 B_6，葡萄糖酸铜，硫酸锰，氯化铬，D-泛酸钙，D-生物素，维生素 D_3，维生素 B_1，钼酸钠，维生素 B_2，碘化钾，维生素 K_1。

（3）营养成分　Souvenaid®营养成分见表 2-18。

表 2 –18 Souvenaid® 营养成分 （125 mL）

项目	含量	项目	含量
能量 （kcal）	125	硒 （μg）	60
蛋白质 （g）	3.8	铬 （μg）	8.4
碳水化合物 （g）	16.5	碘 （μg）	16
脂肪 （g）	4.9	维生素 A （μg RE）	200
DHA （mg）	1200	维生素 D_3 （μg）	0.88
EPA （mg）	300	维生素 E （mg α – TE）	40
钠 （mg）	125	维生素 K_1 （μg）	6.6
钾 （mg）	188	维生素 B_1 （mg）	0.19
氯 （mg）	156	维生素 B_2 （mg）	0.20
钙 （mg）	100	维生素 B_6 （mg）	1
磷 （mg）	88	维生素 B_{12} （μg）	3
磷脂 （mg）	270	烟酸 （mg）	2.3
镁 （mg）	25	泛酸 （mg）	0.66
铁 （mg）	2.0	叶酸 （μg）	400
锌 （mg）	1.5	泛酸 （mg）	0.53
铜 （μg）	200	生物素 （μg）	5
锰 （mg）	0.41	维生素 C （mg）	80
氟 （μg）	0	尿苷 – 磷酸 （mg）	625
钼 （μg）	13	胆碱 （mg）	400

本章共统计了 92 款产品，纽迪希亚更为关注婴幼儿市场，年龄也覆盖了 0～10 岁的婴幼儿和儿童，部分产品涉及青少年，在所统计的产品中适用于婴幼儿的共 60 款，产品重点布局在蛋白质代谢紊乱方面，经粗略统计共有 46 款产品，其中有关 PKU 的产品就有 26 款产品；适用于成人的产品中多数为全营养产品，而特定全营养的产品较少，在已统计的产品中共有 3 款（针对肿瘤、糖尿病和阿尔茨海默病）。分析原因可能是因为婴幼儿消化功能发育不完全，对于营养更为"挑剔"，需要更加精准的营养支持，而普通食物对于其组分的不可控性决定了婴幼儿使用的局限性，从而加大了婴幼儿对配方食品的需求；而对于成人，除了采用肠内营养产品进行营养干预外，还可以使用其他食物进行营养补充，因此可选择性相对较大，从而导致对于产品的需求减少。

第三节　费森尤斯卡比产品分析

营养学和医学都在不断地发展，对于营养不良的治疗或者预防也已经得到了临床医生与营养师的公认，各个公司也都在不断深入研究营养不良的后果，以提供更多循证医学的证据来解决营养与疾病的相关问题。费森尤斯卡比公司积极地与欧洲肠外肠内营养学会（ESPEN）、吞咽困难研究学会（DRS）、欧洲营养促进健康联盟（ENHA）和国际医学营养工业集团（MNI）合作，探讨对患者进行最大限度的营养支持，提高患者的生活质量。

费森尤斯卡比是欧洲著名的药品生产企业，自 1979 年第一个用于管饲的产品 Fresubin®（瑞素）正式发布，至今已经有大约 50 年生产 FSMP 的历史。1984 年费森尤斯卡比公司开始建立"家庭照护"的理念，使患者可以在家里进行肠内营养的支持或者治疗。1993 年用于肿瘤患者管饲的 FSMP 产品 Supportan®（瑞能）的发布标志着全营养到特定全营养的转变，使营养治疗更具有针对性，提高了临床营养治疗的效果，开启了肿瘤营养新纪元。2007 年并购雅培西班牙和法国临床营养公司，使自己的产品变得丰富。截至目前，费森尤斯卡比共拥有 42 个 FSMP，几乎涵盖所有年龄段（除了 0～1 岁的婴儿，目前婴儿的营养支持主要还是依赖于婴幼儿配方乳粉）和主要疾病，其覆盖的重点疾病包括：糖尿病、肿瘤、肾病、慢性阻塞性肺疾病、肌肉减少症、吞咽困难等。产品根据适用年龄不同分为 Fresubin® 和 Frebini® 两个品牌，其中前者用于成人营养支持，后者用于 1～10 岁儿童的营养支持。根据营养途径不同又分为口服和管饲两种类型。

一、管饲型（TF）产品介绍

按照费森尤斯卡比公司爱尔兰公司网站的分类，共有 14 个全营养管饲产品，其中 11 个为标准全营养 PSMP，另外 3 个是适用于特殊疾病的特定全营养 FSMP，详细情况见表 2 - 19。

表 2 - 19　费森尤斯卡比管饲型 FSMP 目录

序号	产品名称	剂型	类型
1	Fresubin® 1000 Complete		
2	Fresubin® 1200 Complete		
3	Fresubin® 1500 Complete		
4	Fresubin® 1800 Complete		
5	Fresubin® 2250 Complete		
6	Fresubin® Energy	乳剂	成人用全营养 FSMP
7	Fresubin® Energy Fibre		
8	Fresubin® HP Energy		
9	Fresubin® HP Energy Fibre		
10	Fresubin® Original		
11	Fresubin® Original Fibre		
12	Fresubin® Soya Fibre		
13	Fresubin® Intensive	乳剂	成人用特定全营养 FSMP
14	Supportan®		

续表

序号	产品名称	剂型	类型
15	Survimed® OPD		
16	Survimed® OPD HN	乳剂	成人用特定全营养 FSMP
17	Reconvan®		
18	Frebini® Energy		
19	Frebini® Energy Fibre	乳剂	儿童用全营养 FSMP
20	Frebini® Original		
21	Frebini® Original Fibre		

1. Fresubin® 1000 Complete

（1）产品概述　该产品是由蛋白质（牛奶蛋白）、脂肪（菜籽油、葵花籽油、鱼油）、碳水化合物（麦芽糊精）、膳食纤维（菊粉、小麦抗性糊精、纤维素）、维生素、矿物质及微量元素组成的全营养即用型 FSMP，不含乳糖和麸质。能量密度为 1.0 kcal/mL，包装容量为 1000 mL/袋。

（2）适应证　该产品适用于低能量摄入需求的患者，如老年患者、超重患者、长期卧床且需要肠内营养支持的患者。该产品在卫生处方表 FP10 或 GP10 中的适应证包括：短肠综合征、难治性吸收不良、营养不良患者的术前准备、炎性肠病、全胃切除、肠衰竭、吞咽困难及与疾病相关的营养不良。

（3）用法用量　在医生或营养师指导下根据患者的营养状况按需使用，本品 1000 mL可以提供 1000 kcal 能量和 55 g 优质蛋白质，其他营养素（维生素、矿物质及微量元素）满足机体平均摄入需求量（英国食物、能量和营养的膳食参考值，DH 1991）。

（4）能量分布　Fresubin® 1000 Complete 是一种即用型全营养 FSMP，其营养素供能比详见表 2-20。

表 2-20　Fresubin® 1000 Complete 营养素供能比

产品名称	蛋白质（%）	脂肪（%）	碳水化合物（%）	纤维素（%）
Fresubin® 1000 Complete	22	24	50	4

（5）配方　该产品配方：水，麦芽糊精，牛奶蛋白，植物油（菜籽油、葵花籽油），菊粉，小麦抗性糊精，柠檬酸钾，纤维素，柠檬酸钠，鱼油，氯化钙，氯化钾，氯化胆碱，乳化剂（大豆卵磷脂），磷酸钙，柠檬酸镁，维生素 C，氯化镁，氧化镁，稳定剂（E452），酸度调节剂（E530），焦磷酸铁，硫酸锌，烟酸，氯化锰，维生素 E，泛酸，氟化钠，硫酸铜，维生素 B_2，维生素 B_6，维生素 B_1，维生素 A，β-胡萝卜素，叶酸，氯化铬，钼酸钠，亚硒酸钠，碘化钾。

（6）营养成分　Fresubin® 1000 Complete 营养成分见表2-21。

表2-21　Fresubin® 1000 Complete 营养成分（100 mL）

项目	含量	项目	含量
能量（kcal）(kJ)	100（418）	锰（mg）	0.4
蛋白质（g）	5.5	碘（μg）	20
碳水化合物（g）	12.5	铬（μg）	10
糖（g）	1.1	钼（μg）	15
乳糖（g）	≤0.04	氟（mg）	0.2
脂肪（g）	2.7	硒（μg）	10
饱和脂肪酸（g）	0.23	维生素A（μg）	105
单不饱和脂肪酸（g）	1.73	β-胡萝卜素（μg）	200
多不饱和脂肪酸（g）	0.74	维生素D_3（μg）	2
EPA 和 DHA	0.05	维生素E（mg）	2
纤维素（g）	2	维生素K_1（μg）	10
水（g）	83	维生素B_1（mg）	0.2
钠（mg）(mmol)	153（6.7）	维生素B_2（mg）	0.26
钾（mg）(mmol)	213（5.4）	烟酸（mg）	2.4
氯（mg）(mmol)	153（4.3）	维生素B_6（mg）	0.24
钙（mg）(mmol)	85（2.1）	维生素B_{12}（μg）	0.4
磷（mg）(mmol)	66（2.1）	泛酸（mg）	0.7
镁（mg）(mmol)	35（1.4）	生物素（μg）	7.5
铁（mg）	2	叶酸（μg）	40
锌（mg）	1.5	维生素C（mg）	10
铜（μg）	200	胆碱（mg）	55

2. Fresubin® 1200 Complete

（1）产品概述　该产品是由蛋白质（牛奶蛋白）、脂肪（菜籽油、葵花籽油、鱼油）、碳水化合物（麦芽糊精）、膳食纤维（菊粉、小麦抗性糊精、纤维素）、维生素、矿物质及微量元素组成的全营养即用型FSMP，不含乳糖和麸质。能量密度为1.2 kcal/mL，包装容量分别为1000 mL/袋、1500 mL/袋。

（2）适应证　该产品适用于低能量摄入需求的患者，如老年患者、长期卧床且需要肠内营养支持的患者。该产品在卫生处方表FP10或GP10中的适应证包括：短肠综合征、难治性吸收不良、营养不良患者的术前准备、炎性肠病、全胃切除、肠衰竭及与疾病相关的营养不良。

（3）用法用量　在医生或营养师指导下根据患者的营养状况按需使用，本品1000 mL可以提供1200 kcal能量和60 g优质蛋白质，其他营养素（维生素、矿物质及微量元素）满足机体平均摄入需求量（英国食物、能量和营养的膳食参考值，DH 1991）。

（4）能量分布　Fresubin® 1200 Complete 是一种全营养即用型 FSMP，其营养素供能比详见表 2 - 22。

表 2 - 22　Fresubin® 1200 Complete 营养素供能比

产品名称	蛋白质（%）	脂肪（%）	碳水化合物（%）	纤维素（%）
Fresubin® 1200 Complete	20	30	47	3

（5）配方　该产品配方：水，麦芽糊精，牛奶蛋白，植物油（菜籽油、葵花籽油），菊粉，小麦抗性糊精，柠檬酸钾，纤维素，柠檬酸钠，鱼油，氯化钙，乳化剂（大豆卵磷脂），氯化胆碱，氯化钠，磷酸钙，维生素 C，氧化镁，酸度调节剂（E330），稳定剂（E452），焦磷酸铁，硫酸锌，烟酸，氯化锰，维生素 E，泛酸，硫酸铜，维生素 B_1，氟化钠，维生素 B_2，维生素 B_6，β - 胡萝卜素，维生素 A，叶酸，氯化铬，钼酸钠，碘化钾，亚硒酸钠，维生素 K_1，生物素，维生素 D_3，维生素 B_{12}。

（6）营养成分　Fresubin® 1200 Complete 营养成分见表 2 - 23。

表 2 - 23　Fresubin® 1200 Complete 营养成分（100 mL）

项目	含量	项目	含量
能量（kcal）(kJ)	120（500）	锰（mg）	0.4
蛋白质（g）	6	碘（μg）	20
碳水化合物（g）	14	铬（μg）	10
糖（g）	1.17	钼（μg）	15
乳糖（g）	≤0.04	氟（mg）	0.2
脂肪（g）	4.1	硒（μg）	10
饱和脂肪酸（g）	0.32	维生素 A（μg）	105
单不饱和脂肪酸（g）	2.5	β - 胡萝卜素（μg）	195
多不饱和脂肪酸（g）	1.1	维生素 D_3（μg）	2
EPA 和 DHA（g）	0.05	维生素 E（mg）	2
纤维素（g）	2	维生素 K_1（μg）	10
水（g）	80	维生素 B_1（mg）	0.2
钠（mg）(mmol)	153（6.7）	维生素 B_2（mg）	0.26
钾（mg）(mmol)	223（5.7）	烟酸（mg）	2.4
氯（mg）(mmol)	137（3.9）	维生素 B_6（mg）	0.24
钙（mg）(mmol)	85（2.1）	维生素 B_{12}（μg）	0.4
磷（mg）(mmol)	73（2.4）	泛酸（mg）	0.7
镁（mg）(mmol)	30（1.2）	生物素（μg）	7.5
铁（mg）	2	叶酸（μg）	40.5
锌（mg）	1.5	维生素 C（mg）	10
铜（μg）	200	胆碱（mg）	55

3. Fresubin® 1500 Complete、Fresubin® Original 及 Fresubin® Original Fibre

（1）产品概述　Fresubin® Original 是由蛋白质（牛奶蛋白、大豆蛋白）、脂肪（菜籽油、葵花籽油、鱼油）、碳水化合物（麦芽糊精）、维生素、矿物质及微量元素组成的全营养即用型 FSMP，不含乳糖和麸质。包装容量分别为 500 mL、1000 mL、1500 mL/袋。

Fresubin® 1500 Complete 与 Fresubin® Original Fibre 配方相同（Fresubin® Original Fibre 的营养素供能比与营养成分均参考 Fresubin® 1500 Complete），仅包装规格有所区别，是在 Fresubin® HP Energy 配方基础上额外添加了膳食纤维（菊粉、小麦抗性糊精、纤维素），两款产品能量密度均为 1.0 kcal/mL，前者包装规格为 1500 mL/袋，后者包装容量分别为 500 mL/袋、1000 mL/袋。

（2）适应证　该产品适用于有营养不良风险且需要膳食管理的患者。该产品在卫生处方表 FP10 或 GP10 中的适应证包括：短肠综合征、难治性吸收不良、营养不良患者的术前准备、炎性肠病、全胃切除、肠衰竭及与疾病相关的营养不良。

（3）用法用量　在医生或营养师指导下根据患者的营养状况按需使用，本品 1500 mL 可以提供 1500 kcal 能量和 57 g 优质蛋白质，其他营养素（维生素、矿物质及微量元素）满足 19 ~ 49 岁男性的平均摄入需求量（英国食物、能量和营养的膳食参考值，DH 1991）。

（4）能量分布　三个产品均为即用型全营养 FSMP，其营养素供能比详见表 2-24。

表 2-24　Fresubin® 1500 Complete 及 Fresubin® Original 营养素供能比

产品名称	蛋白质（%）	脂肪（%）	碳水化合物（%）	纤维素（%）
Fresubin® 1500 Complete	15	30	52	3
Fresubin® Original	15	30	55	0

（5）配方　以 Fresubin® 1500 Complete 为例，该产品配方：水，麦芽糊精，植物油（菜籽油、葵花籽油），牛奶蛋白，大豆蛋白，菊粉，纤维素，小麦抗性糊精，柠檬酸钾，氯化钠，碳酸钙，酒石酸胆碱，鱼油，磷酸钙，柠檬酸钠，鱼油，维生素 C，氧化镁，硫酸铁，硫酸锌，烟酸，氯化锰，泛酸，氟化钠，维生素 B_2，维生素 B_6，维生素 E，硫酸铜，维生素 B_1，维生素 A，β - 胡萝卜素，叶酸，氯化铬，钼酸钠，亚硒酸钠，碘化钾，维生素 K_1，生物素，维生素 D_3，维生素 B_{12}。

（6）营养成分　Fresubin® 1500 Complete 与 Fresubin® Original Fibre 配方完全相同，而 Fresubin® Original 与以上两个品种的差异仅为该品种不含膳食纤维，其他营养素无差异，营养成分见表 2-25。

表 2-25 Fresubin® 1500 Complete 及 Fresubin® Original 营养成分（100 mL）

项目	含量 Fresubin® 1500 Complete/ Fresubin® Original	项目	含量 Fresubin® 1500 Complete/ Fresubin® Original
能量（kcal）（kJ）	100（420）	锰（mg）	0.27
蛋白质（g）	3.8	碘（μg）	13.3
碳水化合物（g）	13	铬（μg）	6.7
糖（g）	0.9	钼（μg）	10
乳糖（g）	≤0.01	氟（mg）	0.13
脂肪（g）	3.4	硒（μg）	6.7
饱和脂肪酸（g）	0.3	维生素 A（μg）	70
单不饱和脂肪酸（g）	2.1	β-胡萝卜素（μg）	133
多不饱和脂肪酸（g）	1	维生素 D_3（μg）	1.3
EPA 和 DHA（g）	0.03	维生素 E（mg）	1.3
纤维素（g）	1.5/0	维生素 K_1（μg）	6.7
水（g）	84	维生素 B_1（mg）	0.13
钠（mg）（mmol）	133（5.8）	维生素 B_2（mg）	0.17
钾（mg）（mmol）	155（4）	烟酸（mg）	1.6
氯（mg）（mmol）	153（4.3）	维生素 B_6（mg）	0.16
钙（mg）（mmol）	80（2）	维生素 B_{12}（μg）	0.27
磷（mg）（mmol）	63（2）	泛酸（mg）	0.47
镁（mg）（mmol）	25（1）	生物素（μg）	5
铁（mg）	1.3	叶酸（μg）	26.7
锌（mg）	1.2	维生素 C（mg）	6.7
铜（μg）	133	胆碱（mg）	36.7

注：使用 1 袋 Fresubin® 1200 Complete 与 1500 Complete 所摄入的维生素、矿物质及微量元素相等。

4. Fresubin® 2250 Complete，Fresubin® Energy 及 Fresubin® Energy Fibre

（1）产品概述 Fresubin® Energy 是由蛋白质（牛奶蛋白）、脂肪（菜籽油、葵花籽油、鱼油）、碳水化合物（麦芽糊精）、维生素、矿物质及微量元素组成的全营养即用型 FSMP，不含乳糖和麸质。Fresubin® 2250 Complete 和 Fresubin® Energy Fibre 是在 Fresubin® Energy 配方基础上额外添加了膳食纤维（菊粉、小麦抗性糊精、纤维素），三款产品能量密度均为 1.5 kcal/mL，包装容量分别为 500 mL/袋、1000 mL/袋、1500 mL/袋。

（2）适应证 该产品适用于有营养不良风险，需要高能量摄入和（或）需要液体摄入管理的患者。该产品在卫生处方表 FP10 或 GP10 中的适应证包括：短肠综合征、难治性吸收不良、营养不良患者的术前准备、炎性肠病、全胃切除、肠衰竭及与疾病相关的营养不良。

（3）用法用量　在医生或营养师指导下根据患者的营养状况按需使用，本品 1500 mL 可以提供 2250 kcal 能量和 84 g 优质蛋白质，其他营养素（维生素、矿物质及微量元素）满足平均摄入需求量（英国食物、能量和营养的膳食参考值，DH 1991）。

（4）能量分布　Fresubin® 2250 Complete（与 Fresubin® Energy Fibre 的营养素供能比相同）及 Fresubin® Energy 的营养素供能比详见表 2 - 26。

表 2 - 26　Fresubin® 2250 Complete 及 Fresubin® Energy 营养素供能比

产品名称	蛋白质（%）	脂肪（%）	碳水化合物（%）	纤维素（%）
Fresubin® 2250 Complete	15	35	48	2
Fresubin® Energy	15	35	50	0

（5）配方　以 Fresubin® 2250 Complete 为例，该产品配方：水，麦芽糊精，植物油（菜籽油、葵花籽油），牛奶蛋白，大豆蛋白，菊粉，纤维素，小麦抗性糊精，柠檬酸钾，氯化钾，鱼油，碳酸钙，乳化剂（大豆卵磷脂、E471），酒石酸胆碱，稳定剂（E460、E466），氯化钠，氧化镁，维生素 C，磷酸钙，硫酸铁，硫酸锌，烟酸，维生素 E，氯化锰，泛酸，维生素 B_1，氟化钠，维生素 B_2，维生素 B_6，硫酸铜，维生素 A，β - 胡萝卜素，叶酸，氯化铬，碘化钾，亚硒酸钠，钼酸钠，维生素 K_1，生物素，维生素 D_3，维生素 B_{12}。

（6）营养成分　Fresubin® 2250 Complete 与 Fresubin® Energy Fibre 营养素相同，三个产品均属于高能量密度全营养 FSMP，营养成分见表 2 - 27。

表 2 - 27　Fresubin® 2250 Complete 及 Fresubin® Energy 营养成分（100 mL）

项目	含量 Fresubin® 2250 Complete/ Fresubin® Energy	项目	含量 Fresubin® 2250 Complete/ Fresubin® Energy
能量（kcal）（kJ）	150（630）	锰（mg）	0.27
蛋白质（g）	5.6	碘（μg）	13.3
碳水化合物（g）	18/18.8	铬（μg）	6.7
糖（g）	1.2	钼（μg）	10
乳糖（g）	≤0.03	氟（mg）	0.13
脂肪（g）	5.8	硒（μg）	6.7
饱和脂肪酸（g）	0.5	维生素 A（μg）	70
单不饱和脂肪酸（g）	3.7	β - 胡萝卜素（μg）	133
多不饱和脂肪酸（g）	1.6	维生素 D_3（μg）	1.3
EPA 和 DHA（g）	0.05	维生素 E（mg）	3
纤维素（g）	1.5	维生素 K_1（μg）	6.7
水（g）	76/78	维生素 B_1（mg）	0.13
钠（mg）（mmol）	100（4.3）	维生素 B_2（mg）	0.17

项目	含量 Fresubin® 2250 Complete/ Fresubin® Energy	项目	含量 Fresubin® 2250 Complete/ Fresubin® Energy
钾（mg）（mmol）	207（5.3）	烟酸（mg）	1.6
氯（mg）（mmol）	153（4.3）	维生素 B_6（mg）	0.16
钙（mg）（mmol）	67（1.7）	维生素 B_{12}（μg）	0.27
磷（mg）（mmol）	53（1.7）	泛酸（mg）	0.47
镁（mg）（mmol）	24（1）	生物素（μg）	5
铁（mg）	1.33	叶酸（μg）	26.7
锌（mg）	1.2	维生素 C（mg）	6.7
铜（μg）	133	胆碱（mg）	36.7

5. Fresubin® HP Energy 及 Fresubin® HP Energy Fibre

（1）产品概述　Fresubin® HP Energy 是由蛋白质（牛奶蛋白）、脂肪（大豆油、MCT、亚麻籽、鱼油）、碳水化合物（麦芽糊精）、维生素、矿物质及微量元素组成的全营养即用型 FSMP，不含乳糖和麸质。Fresubin® HP Energy Fibre 是在 Fresubin® HP Energy 配方基础上额外添加了膳食纤维（菊粉、小麦抗性糊精、纤维素），两款产品能量密度均为 1.5 kcal/mL，包装容量分别为 500 mL、1000 mL/袋。

（2）适应证　该产品适用于高蛋白高能量摄入管理的患者。该产品在卫生处方表 FP10 或 GP10 中的适应证包括：短肠综合征、难治性吸收不良、营养不良患者的术前准备、炎性肠病、全胃切除、肠衰竭、与疾病相关的营养不良、腹膜透析及血液透析。

（3）用法用量　在医生或营养师指导下根据患者的营养状况按需使用，本品 1500 mL 可以提供 2250 kcal 能量和 112.5 g 优质蛋白质，其他营养素（维生素、矿物质及微量元素）满足平均摄入需求量（英国食物、能量和营养的膳食参考值，DH 1991）。

（4）能量分布　Fresubin® HP Energy Fibre 和 Fresubin® HP Energy 均为高蛋白、高能量密度即用型全营养 FSMP，其营养素供能比详见表 2-28。

表 2-28　Fresubin® HP Energy Fibre 及 Fresubin® HP Energy 营养素供能比

产品名称	蛋白质（%）	脂肪（%）	碳水化合物（%）	纤维素（%）
Fresubin® HP Energy Fibre	15	35	48	2
Fresubin® HP Energy	20	35	45	0

（5）配方　以 Fresubin® HP Energy 为例，该产品配方：水，麦芽糊精，牛奶蛋白，MCT，植物油（大豆油、亚麻籽油），柠檬酸钾，鱼油，氯化钾，氯化钠，氯化钙，柠檬酸钠，维生素 C，氯化胆碱，氧化镁，碳酸钙，酸度调节剂（E330），柠檬酸镁，乳化剂

（E471），硫酸锌，焦磷酸铁，硫酸铁，烟酸，维生素 E，氯化锰，泛酸，氟化钠，硫酸铜，维生素 B_2，维生素 B_6，β – 胡萝卜素，维生素 B_1，维生素 A，叶酸，钼酸钠，碘化钾，氯化铬，亚硒酸钠，维生素 K_1，生物素，维生素 D_3，维生素 B_{12}。

（6）营养成分 Fresubin® HP Energy Fibre 和 Fresubin® HP Energy 的区别仅在于前者含膳食纤维，营养成分见表 2 – 29。

表 2 – 29 Fresubin® HP Energy Fibre 及 Fresubin® HP Energy 营养成分（100 mL）

项目	含量 Fresubin® HP Energy/ Fresubin® HP Energy Fibre	项目	含量 Fresubin® HP Energy/ Fresubin® HP Energy Fibre
能量（kcal）(kJ)	150（630）	锰（mg）	0.27
蛋白质（g）	7.5	碘（μg）	13.3
碳水化合物（g）	17/16.2	铬（μg）	6.7
糖（g）	1	钼（μg）	10
乳糖（g）	≤0.06	氟（mg）	0.13
脂肪（g）	5.8	硒（μg）	6.7
饱和脂肪酸（g）	3.7	维生素 A（μg）	70
单不饱和脂肪酸（g）	0.5	β – 胡萝卜素（μg）	133
多不饱和脂肪酸（g）	1.5	维生素 D_3（μg）	1.3
MCT（g）	3.3	维生素 E（mg）	3
EPA 和 DHA（g）	0.05	维生素 K_1（μg）	6.7
纤维素（g）	0/1.5	维生素 B_1（mg）	0.13
水（g）	79	维生素 B_2（mg）	0.17
钠（mg）(mmol)	120（5.2）	烟酸（mg）	1.6
钾（mg）(mmol)	234（6）	维生素 B_6（mg）	0.16
氯（mg）(mmol)	184（5.2）	维生素 B_{12}（μg）	0.27
钙（mg）(mmol)	80（2）	泛酸（mg）	0.47
磷（mg）(mmol)	63（2）	生物素（μg）	5
镁（mg）(mmol)	27（1.1）	叶酸（μg）	26.7
铁（mg）	1.33	维生素 C（mg）	6.7
锌（mg）	1.2	胆碱（mg）	36.7
铜（μg）	133		

6. Fresubin® Soya Fibre

（1）产品概述 该产品是由蛋白质（大豆分离蛋白）、脂肪（菜籽油、葵花籽油、鱼油）、碳水化合物（麦芽糊精）、膳食纤维（菊粉、纤维素、小麦抗性糊精）维生素、矿物质及微量元素组成的即用型全营养 FSMP，不含乳糖和麸质。产品能量密度为 1.0 kcal/mL，包装容量为 500 mL/袋。

（2）适应证 该产品适用于有营养不良风险，且对牛奶蛋白不耐受或不愿意进食牛奶蛋白的患者的饮食管理，可用于高蛋白高能量摄入管理的患者。该产品在卫生处方表 FP10 或 GP10 中的适应证包括：短肠综合征、难治性吸收不良、营养不良患者的术前准备、炎性肠病、全胃切除、肠衰竭、与疾病相关的营养不良、牛奶蛋白或乳糖不耐受。

（3）用法用量 在医生或营养师指导下根据患者的营养状况按需使用，本品 1500 mL 可以提供 1500 kcal 能量和 57 g 优质蛋白质，其他营养素（维生素、矿物质及微量元素）满足平均摄入需求量（英国食物、能量和营养的膳食参考值，DH 1991）。

（4）能量分布 Fresubin® Soya Fibre 是一款以大豆分离蛋白为蛋白源的即用型全营养 FSMP，其营养素供能比详见表 2 - 30。

表 2 - 30 Fresubin® Soya Fibre 营养素供能比

产品名称	蛋白质（%）	脂肪（%）	碳水化合物（%）	纤维素（%）
Fresubin® Soya Fibre	15	32	49	4

（5）配方 该产品配方：水，麦芽糊精，大豆分离蛋白，果糖，菜籽油，葵花籽油，小麦抗性糊精，菊粉，纤维素，氯化钾，碳酸钙，柠檬酸钾，乳化剂（大豆卵磷脂、E471），稳定剂（E460、E466），鱼油，氯化钠，柠檬酸钠，磷酸钙，氯化胆碱，酸度调节剂（E530），维生素 C，磷酸钾，硫酸锌，硫酸铁，烟酸，氯化锰，泛酸，氟化钠，维生素 B_2，维生素 B_6，硫酸铜，维生素 B_1，维生素 E，β - 胡萝卜素，维生素 A，叶酸，氯化铬，碘化钾，亚硒酸钠，维生素 K_1，钼酸钠，生物素，维生素 D_3，维生素 B_{12}。

（6）营养成分 Fresubin® Soya Fibre 营养成分见表 2 - 31。

表 2 - 31 Fresubin® Soya Fibre 营养成分（100 mL）

项目	含量	项目	含量
能量（kcal）(kJ)	100（420）	锰（mg）	0.27
蛋白质（g）	3.8	碘（μg）	13.3
碳水化合物（g）	12.1	铬（μg）	6.7
糖（g）	3.1	钼（μg）	10
果糖（g）	3.9	氟（mg）	0.13
脂肪（g）	3.6	硒（μg）	6.7
饱和脂肪酸（g）	0.3	维生素 A（μg）	70
单不饱和脂肪酸（g）	2.3	β - 胡萝卜素（μg）	130
多不饱和脂肪酸（g）	1.0	维生素 D_3（μg）	1.3
EPA 和 DHA（g）	0.03	维生素 E（mg）	1.33

项目	含量	项目	含量
纤维素（g）	2	维生素 K_1（μg）	6.67
水（g）	83	维生素 B_1（mg）	0.13
钠（mg）（mmol）	100（4.3）	维生素 B_2（mg）	0.17
钾（mg）（mmol）	133（3.4）	烟酸（mg）	1.6
氯（mg）（mmol）	153（4.3）	维生素 B_6（mg）	0.16
钙（mg）（mmol）	80（2）	维生素 B_{12}（μg）	0.27
磷（mg）（mmol）	47（1.5）	泛酸（mg）	0.47
镁（mg）（mmol）	25（1.0）	生物素（μg）	5
铁（mg）	1.3	叶酸（μg）	27
锌（mg）	1.2	维生素 C（mg）	6.67
铜（μg）	130	胆碱（mg）	36.7

7. Fresubin® Intensive

（1）产品概述　该产品是由多肽（乳清蛋白水解物）、脂肪（菜籽油、葵花籽油、MCT、鱼油）、碳水化合物（麦芽糊精）、维生素、矿物质及微量元素组成的高蛋白高能量密度特定全营养 FSMP，不含乳糖和麸质。产品能量密度为 1.2 kcal/mL，包装容量为500 mL/袋。

（2）适应证　该产品适用于营养吸收不良的患者的饮食管理，可用于有营养需求的有营养风险或无营养风险的患者及营养不足需要额外补充营养素和能量的患者。

（3）用法用量　在医生或营养师指导下根据患者的营养状况按需使用，500 mL 可以提供 600 kcal 能量和 50 g 优质蛋白质，其他营养素（维生素、矿物质、微量元素）满足平均摄入需求量（英国食物、能量和营养的膳食参考值，DH 1991）。

（4）能量分布　Fresubin® Intensive 是一款高蛋白高能量密度要素型全营养 FSMP，其营养素供能比详见表 2-32。

表 2-32　Fresubin® Intensive 营养素供能比

产品名称	蛋白质（%）	脂肪（%）	碳水化合物（%）	纤维素（%）
Fresubin® Intensive	24	33	42	1

（5）配方　该产品配方：水，乳清蛋白水解物，异麦芽糖，麦芽糊精，改性淀粉，MCT，鱼油，菜籽油，氯化钠，柠檬酸钙，磷酸氢二钾，磷酸二氢钾，氯化钙，氯化钾，维生素 C，乳化剂（E472c），稳定剂（E460、E466），酸度调节剂（E524），氧化镁，硫酸铁，硫酸锌，维生素 E，烟酸，氯化锰，泛酸，维生素 B_1，硫酸铜，维生素 B_2，氟化钠，维生素 B_6，β-胡萝卜素，维生素 A，叶酸，氯化铬，钼酸钠，亚硒酸钠，碘化钾，

维生素 K_1，维生素 D_3，维生素 B_{12}。

（6）营养成分表　Fresubin® Intensive 营养成分见表 2 – 33。

表 2 – 33　Fresubin® Intensive 营养成分（100 mL）

项目	含量	项目	含量
能量（kcal）(kJ)	122（512）	铜（μg）	230
蛋白质（g）	10	锰（mg）	0.48
碳水化合物（g）	12.9	碘（μg）	22
糖（g）	8	铬（μg）	14
乳糖（g）	≤0.5	钼（μg）	11
脂肪（g）	3.2	氟（mg）	0.2
饱和脂肪酸（g）	1.66	硒（μg）	10.5
单不饱和脂肪酸（g）	0.82	维生素 A（μg）	180
多不饱和脂肪酸（g）	0.72	β – 胡萝卜素（μg）	50
MCT（g）	1.28	维生素 D_3（μg）	2
EPA 和 DHA（g）	0.3	维生素 E（mg）	3
纤维素（g）	0.64	维生素 K_1（μg）	9
水（g）	80.5	维生素 B_1（mg）	0.23
钠（mg）	175	维生素 B_2（mg）	0.24
钾（mg）	295	烟酸（mg）	2.4
氯（mg）	160	维生素 B_6（mg）	0.27
钙（mg）	105	维生素 B_{12}（μg）	0.5
磷（mg）	30	泛酸（mg）	0.9
镁（mg）	70	生物素（μg）	6.8
铁（mg）	2	叶酸（μg）	31.5
锌（mg）	1.5	维生素 C（mg）	22

8. 肿瘤配方 Supportan®

（1）产品概述　该产品是由蛋白质（牛奶蛋白）、脂肪（菜籽油、葵花籽油、鱼油、MCT）、碳水化合物（葡萄糖浆、蔗糖）、维生素、膳食纤维（菊粉、小麦糊精）、矿物质及微量元素组成的高蛋白高能量密度特定全营养 FSMP，不含乳糖和麸质。产品能量密度为 1.5 kcal/mL，包装容量为 500 mL/袋。

（2）适应证　该产品适用于高蛋白高能量密度饮食管理的患者，可用于肿瘤、慢性消耗性疾病及恶病质患者。

（3）用法用量　在医生或营养师指导下根据患者的营养状况按需使用，本品 500 mL 可以提供 75 kcal 能量和 50 g 优质蛋白质，其他营养素（维生素、矿物质、微量元素）满足平均摄入需求量（英国食物、能量和营养的膳食参考值，DH 1991）。

（4）能量分布　Supportan®是一款高蛋白高能量密度特定全营养 FSMP，其营养素供能比详见表 2 - 34。

表 2 - 34 Supportan® 营养素供能比

产品名称	蛋白质（%）	脂肪（%）	碳水化合物（%）	纤维素（%）
Supportan®	27	40	31	2

（5）配方 该产品配方：水，牛奶蛋白，麦芽糊精，蔗糖，MCT，鱼油，菜籽油，葵花籽油，菊粉，柠檬酸钾，小麦抗性糊精，乳化剂（含大豆卵磷脂、E471），天然矫味剂，氯化钠，柠檬酸钠，维生素 C，氧化镁，焦磷酸铁，柠檬酸镁，硫酸锌，烟酸，维生素 E，氯化锰，泛酸，硫酸铜，维生素 B_2，维生素 B_6，氟化钠，维生素 B_1，β - 胡萝卜素，维生素 A，叶酸，碘化钾，氯化铬，亚硒酸钠，钼酸钠，维生素 K_1，生物素，维生素 D_3，维生素 B_{12}。

（6）营养成分 Supportan® 营养成分见表 2 - 35。

表 2 - 35 Supportan® 营养成分（100 mL）

项目	含量	项目	含量
能量（kcal）(kJ)	150（630）	铜（μg）	375
蛋白质（g）	10	锰（mg）	0.5
碳水化合物（g）	11.8	碘（μg）	37.5
乳糖（g）	≤0.5	铬（μg）	18.8
脂肪（g）	6.7	钼（μg）	12.5
饱和脂肪酸（g）	1.0	氟（mg）	0.25
单不饱和脂肪酸（g）	1.5	硒（μg）	13.5
多不饱和脂肪酸（g）	1.9	维生素 A（μg）	150
MCT（g）	2.3	β - 胡萝卜素（μg）	375
亚油酸（g）	0.95	维生素 D_3（μg）	2.5
α - 亚麻酸（g）	0.02	维生素 E（mg）	3.8
EPA 和 DHA（g）	0.57	维生素 K_1（μg）	21
纤维素（g）	1.2	维生素 B_1（mg）	0.3
水（g）	76	维生素 B_2（mg）	0.4
钠（mg）	47.5	烟酸（mg）	3.75
钾（mg）	128	维生素 B_6（mg）	0.43
氯（mg）	50	维生素 B_{12}（μg）	0.75
钙（mg）	203	泛酸（mg）	1.5
磷（mg）	120	生物素（μg）	9.6
镁（mg）	26	叶酸（μg）	62.5
铁（mg）	2.5	维生素 C（mg）	18.8
锌（mg）	2	胆碱（mg）	2.5

9. Survimed® OPD Tube Feed

（1）产品概述　该产品是由多肽（乳清蛋白水解物）、脂肪（菜籽油、葵花籽油、鱼油、MCT）、碳水化合物（麦芽糊精）、维生素、矿物质及微量元素组成的要素型特定全营养 FSMP，不含乳糖和麸质。产品能量密度为 1.0 kcal/mL，包装容量为 500 mL/袋、1000 mL/袋。

（2）适应证　该产品适用于营养吸收不良的患者的膳食管理。该产品在卫生处方表 FP10 或 GP10 中的适应证包括：短肠综合征、难治性吸收不良、营养不良患者的术前准备、炎症性肠病、全胃切除术、肠瘘、吞咽困难、血液透析、腹膜透析及与疾病相关的营养不良。

（3）用法用量　在医生或营养师指导下根据患者的营养状况按需使用，本品 1500 mL 可提供 1500 kcal 能量和 67.5 g 优质蛋白质，其他营养素（维生素、矿物质、微量元素）满足机体需求（英国食物、能量和营养的膳食参考值，DH 1991）。

（4）能量分布　Survimed® OPD Tube Feed 是一款短肽型特定全营养 FSMP，其营养素供能比详见表 2 – 36。

表 2 – 36　Survimed® OPD Tube Feed 营养素供能比

产品名称	蛋白质（%）	脂肪（%）	碳水化合物（%）	纤维素（%）
Survimed® OPD Tube Feed	18	25	57	0

（5）配方　该产品配方：水，麦芽糊精，乳清蛋白水解物，MCT，植物油（菜籽油、葵花籽油），磷酸氢二钾，柠檬酸钙，鱼油，氯化钠，稳定剂（E460、E466），氯化胆碱，维生素 C，氧化镁，乳化剂（E472c），氯化钾，硫酸锌，硫酸铁，烟酸，维生素 E，氯化锰，泛酸，硫酸铜，氟化钠，维生素 B_1，维生素 B_2，维生素 B_6，维生素 A，β – 胡萝卜素，氯化铬，叶酸，钼酸钠，亚硒酸钠，碘化钾，维生素 K_1，生物素，维生素 D_3，维生素 B_{12}。

（6）营养成分　Survimed® OPD Tube Feed 营养成分见表 2 – 37。

表 2 – 37　Survimed® OPD Tube Feed 营养成分（100 mL）

项目	含量	项目	含量
能量（kcal）（kJ）	100（420）	锰（mg）	0.27
蛋白质（g）	4.5	碘（μg）	13.3
碳水化合物（g）	14.3	铬（μg）	6.7
糖（g）	1.1	钼（μg）	10
乳糖（g）	≤0.1	氟（mg）	0.13
脂肪（g）	2.8	硒（μg）	6.7
饱和脂肪酸（g）	1.59	维生素 A（μg）	70

续表

项目	含量	项目	含量
单不饱和脂肪酸（g）	0.61	β-胡萝卜素（μg）	133
多不饱和脂肪酸（g）	0.60	维生素 D_3（μg）	1.0
MCT（g）	1.44	维生素 E（mg）	1.3
DHA 和 EPA（g）	0.04	维生素 K_1（μg）	6.7
纤维素（g）	<0.1	维生素 B_1（mg）	0.13
水（g）	85	维生素 B_2（mg）	0.17
钠（mg）（mmol）	80（3.5）	烟酸（mg）	1.6
钾（mg）（mmol）	200（5.1）	维生素 B_6（mg）	0.16
氯（mg）（mmol）	83（2.3）	维生素 B_{12}（μg）	0.27
钙（mg）（mmol）	65（1.6）	泛酸（mg）	0.47
磷（mg）（mmol）	48（1.5）	生物素（μg）	5
镁（mg）（mmol）	25（1）	叶酸（μg）	26.7
铁（mg）	1.3	维生素 C（mg）	8
锌（mg）	1.2	胆碱（mg）	36.7
铜（μg）	133		

10. Survimed® OPD HN

（1）产品概述　该产品是由多肽（乳清蛋白水解物）、脂肪（菜籽油、葵花籽油、鱼油、MCT）、碳水化合物（麦芽糊精）、维生素、矿物质及微量元素组成的要素型特定全营养 FSMP，不含乳糖和麸质。产品能量密度为 1.33 kcal/mL，包装容量为 500 mL/袋。

（2）适应证　该产品适用于营养吸收不良的患者的膳食管理，在卫生处方表 FP10 或 GP10 中的适应证包括：短肠综合征、难治性吸收不良、营养不良患者的术前准备、炎症性肠病、全胃切除术、肠瘘、吞咽困难、血液透析、腹膜透析及与疾病相关的营养不良。

（3）用法用量　在医生或营养师指导下根据患者的营养状况按需使用，本品 1000 mL 可提供 1330 kcal 能量和 67 g 优质蛋白质，其他营养素满足机体需求（英国食物、能量和营养的膳食参考值，DH 1991）。

（4）能量分布　Survimed® OPD HN 是一款短肽型特定全营养 FSMP，其营养素供能比详见表 2-38。

表 2-38　Survimed® OPD HN 营养素供能比

产品名称	蛋白质（%）	脂肪（%）	碳水化合物（%）	纤维素（%）
Survimed® OPD HN	20	25	55	0

（5）配方　该产品配方：水，麦芽糊精，乳清蛋白水解物，MCT，植物油（菜籽油、葵花籽油），磷酸氢二钾，鱼油，柠檬酸钙，氯化钠，稳定剂（E460、E466），氯化胆

碱，维生素 C，氯化钙，酸度调节剂（E524），氧化镁，乳化剂（E472c），氯化钾，硫酸铁，硫酸锌，维生素 E，烟酸，氯化锰，泛酸，硫酸铜，维生素 B_1，氟化钠，维生素 B_2，维生素 B_6，维生素 A，β－胡萝卜素，叶酸，氯化铬，钼酸钠，碘化钾，亚硒酸钠，维生素 K_1，生物素，维生素 D_3，维生素 B_{12}。

（6）营养成分 Survimed® OPD HN 营养成分见表 2 - 39。

表 2 - 39 Survimed® OPD HN 营养成分（100 mL）

项目	含量	项目	含量
能量（kcal）(kJ)	133（560）	锰（mg）	0.4
蛋白质（g）	6.7	碘（μg）	20
碳水化合物（g）	18.3	铬（μg）	10
糖（g）	1.3	钼（μg）	15
乳糖（g）	≤0.1	氟（mg）	0.2
脂肪（g）	3.7	硒（μg）	10
饱和脂肪酸（g）	2.1	维生素 A（μg）	105
单不饱和脂肪酸（g）	0.78	β－胡萝卜素（μg）	200
多不饱和脂肪酸（g）	0.82	维生素 D_3（μg）	1.5
MCT（g）	1.92	维生素 E（mg）	2
DHA 和 EPA（g）	0.06	维生素 K_1（μg）	10
纤维素（g）	<0.1	维生素 B_1（mg）	0.2
水（g）	80	维生素 B_2（mg）	0.26
钠（mg）(mmol)	135（5.9）	烟酸（mg）	2.4
钾（mg）(mmol)	260（6.6）	维生素 B_6（mg）	0.24
氯（mg）(mmol)	120（3.4）	维生素 B_{12}（μg）	0.4
钙（mg）(mmol)	90（2.2）	泛酸（mg）	0.7
磷（mg）(mmol)	72（2.3）	生物素（μg）	7.5
镁（mg）(mmol)	30（1.2）	叶酸（μg）	40
铁（mg）	2	维生素 C（mg）	12
锌（mg）	1.8	胆碱（mg）	55
铜（μg）	200		

11. Reconvan®

（1）产品概述 该产品是由蛋白质［小麦蛋白水解物（小麦低聚肽）、牛奶蛋白、L－精氨酸］、脂肪（亚麻籽油、葵花籽油、鱼油、MCT）、碳水化合物（麦芽糊精）、维生素、矿物质及微量元素组成的即用型特定全营养 FSMP，不含乳糖和麸质。产品能量密度为 1.0 kcal/mL，包装容量为 500 mL/袋。

（2）适应证 该产品适用于需要特殊膳食管理且有感染风险，如手术后创伤（尤其是烧伤）或者严重营养不良的患者，不适用于伴随全身炎症反映综合征（SIRS）的严重疾病患者或者脓毒血症患者。

（3）用法用量　在医生或营养师指导下根据患者的营养状况按需使用，作为营养补充每日用 2～3 瓶（200 mL／瓶），作为唯一营养源，本品 1500 mL 可提供 1500 kcal 能量和 82.5 g 优质蛋白质，其他营养素满足机体需求（英国食物、能量和营养的膳食参考值，DH 1991）。

（4）能量分布　Reconvan®是一款短肽型富含精氨酸的要素型特定全营养口服营养补充剂，其营养素供能比详见表 2 - 40。

表 2 - 40　Reconvan®营养素供能比

产品名称	蛋白质（%）	脂肪（%）	碳水化合物（%）	纤维素（%）
Reconvan®	22	30	48	0

（5）配方　该产品配方：水，麦芽糊精，小麦蛋白水解物（小麦低聚肽），牛奶蛋白，MCT，植物油（菜籽油、葵花籽油），盐酸精氨酸，鱼油（含维生素 E），酸度调节（E530、E332、E330），柠檬酸钠，乳化剂（大豆卵磷脂、E471、E304），磷酸钙，磷酸氢二钾，氯化胆碱，维生素 C，柠檬酸镁，硫酸铁，硫酸锌，维生素 E，烟酸，维生素 A，氯化锰，氯化钾，泛酸，氟化钠，维生素 B_2，硫酸铜，鱼油，氯化钠，稳定剂（E460、E466），氯化胆碱，氧化镁，氯化钾，硫酸锌，维生素 B_6，β - 胡萝卜素，叶酸，亚硒酸钠，钼酸钠，碘化钾，氯化铬，维生素 K_1，生物素，维生素 D_3，维生素 B_{12}。

（6）营养成分　Reconvan®营养成分见表 2 - 41。

表 2 - 41　Reconvan®营养成分（100 mL）

项目	含量	项目	含量
能量（kcal）（kJ）	100（420）	铜（μg）	133
蛋白质（g）	5.5	锰（mg）	0.27
谷氨酰胺（g）	1	碘（μg）	13.3
精氨酸（g）	0.67	铬（μg）	6.7
碳水化合物（g）	12	钼（μg）	10
糖（g）	0.7	氟（mg）	0.13
乳糖（g）	≤0.01	硒（μg）	6.7
脂肪（g）	3.3	维生素 A（μg）	70
饱和脂肪酸（g）	2	β - 胡萝卜素（μg）	133
单不饱和脂肪酸（g）	0.2	维生素 D_3（μg）	1.0
多不饱和脂肪酸（g）	1.1	维生素 E（mg）	1.3
MCT（g）	1.9	维生素 K_1（μg）	6.7
DHA 和 EPA（g）	0.25	维生素 B_1（mg）	0.13
纤维素（g）	0	维生素 B_2（mg）	0.17
水（g）	84	烟酸（mg）	1.6

项目	含量	项目	含量
钠（mg）（mmol）	138（6）	维生素 B_6（mg）	0.16
钾（mg）（mmol）	207（5.3）	维生素 B_{12}（μg）	0.27
氯（mg）（mmol）	141（4）	泛酸（mg）	0.47
钙（mg）（mmol）	80（2）	生物素（μg）	5
磷（mg）（mmol）	60（1.9）	叶酸（μg）	26.7
镁（mg）（mmol）	25（1）	维生素 C（mg）	8
铁（mg）	1.33	胆碱（mg）	26.7
锌（mg）	1.2		

12. Frebini® Energy 及 Frebini® Energy Fibre

（1）产品概述　Frebini® Energy 是由蛋白质（牛奶蛋白）、脂肪（菜籽油、MCT、鱼油）、碳水化合物（麦芽糊精、蔗糖）、维生素、矿物质及微量元素组成的即用型全营养FSMP，不含乳糖和麸质。能量密度为 1.5 kcal/mL，适用于 1~10 岁儿童（体重 8~30 kg）营养不良的干预。Frebini® Energy Fibre 是在 Frebini® Energy 配方基础上额外添加纤维素制备而成的。

（2）适应证　该产品特别适合具有营养风险需要额外增加能量和营养摄入及液体摄入限制的 1~10 岁（体重 8~30 kg）的儿童营养补充，在卫生处方表 FP10 或 GP10 中的适应证包括：短肠综合征、难治性吸收不良、营养不良患者的术前准备、炎症性肠病、全胃切除术、肠瘘、吞咽困难及生长发育迟缓的 1~10 岁儿童。

（3）用法用量　在医生或营养师指导下根据患者的营养状况按需使用。1~3 岁，每日 1000 mL；4~6 岁，每日 1000~1500 mL；7~10 岁，每日 1500 mL。

（4）能量分布　Frebini® Energy 及 Frebini® Energy Fibre 营养素供能比详见表 2-42。

表 2-42　Frebini® Energy 及 Frebini® Energy Fibre 营养素供能比

产品名称	蛋白质（%）	脂肪（%）	碳水化合物（%）	纤维素（%）
Frebini® Energy	10.2	40	49.8	0
Frebini® Energy Fibre	10.2	40	48.3	1.5

（5）配方　以 Frebini® Energy 为例，该产品配方：水，麦芽糊精，植物油（菜籽油），牛奶蛋白，MCT，蔗糖，鱼油，乳化剂（大豆卵磷脂、E471），磷酸氢二钾，氯化钾，柠檬酸钠，氯化钠，酒石酸胆碱，维生素 C，氧化镁，肌醇，酸度调节剂（E524），牛磺酸，硫酸铁，硫酸锌，L-肉毒碱，烟酸，维生素 E，泛酸，氯化锰，维生素 B_2，硫酸铜，维生素 B_1，氟化钠，维生素 B_6，β-胡萝卜素，维生素 A，叶酸，碘化钾，氯化铬，亚硒酸钠，钼酸钠，维生素 K_1，生物素，维生素 D_3，维生素 B_{12}。

Frebini® Energy Fibre 的配方是在 Frebini® Energy 基础上添加了膳食纤维（菊粉、小

麦抗性糊精、纤维素），其他原辅料一致。

（6）营养成分　Frebini® Energy 及 Frebini® Energy Fibre 营养成分见表 2 –43。

表 2 –43　Frebini® Energy 及 Frebini® Energy Fibre 营养成分（100 mL）

项目	含量 Frebini® Energy/ Frebini® Energy Fibre	项目	含量 Frebini® Energy/ Frebini® Energy Fibre
能量（kcal）(kJ)	150（630）	碘（μg）	15
蛋白质（g）	3.8	铬（μg）	6
碳水化合物（g）	18.7	钼（μg）	6
糖（g）	2.5	氟（mg）	0.12
乳糖（g）	≤0.05	硒（μg）	4.5
脂肪（g）	6.7	维生素 A（μg）	68
饱和脂肪酸（g）	1.8	β – 胡萝卜素（μg）	150
单不饱和脂肪酸（g）	3.2	维生素 D_3（μg）	1.13
多不饱和脂肪酸（g）	1.7	维生素 E（mg））	3
MCT（g）	1.3	维生素 K_1（μg）	6
EPA 和 DHA（g）	0.07	维生素 B_1（mg）	0.3
纤维素（g）	0/1.1	维生素 B_2（mg）	0.3
水（g）	79	烟酸（mg）	1.8
钠（mg）（mmol）	86（3.7）	维生素 B_6（mg）	0.17
钾（mg）（mmol）	150（3.8）	维生素 B_{12}（μg）	0.3
氯（mg）（mmol）	123（3.5）	泛酸（mg）	0.6
钙（mg）（mmol）	105（2.6）	生物素（μg）	7.5
磷（mg）（mmol）	92（3.0）	叶酸（μg）	33
镁（mg）（mmol）	17.5（0.7）	维生素 C（mg）	12
铁（mg）	1.5	胆碱（mg）	30
锌（mg）	1.5	牛磺酸（mg）	12
铜（μg）	150	肌醇（mg）	22.5
锰（mg）	0.18	肉毒碱（mg）	4.5

Frebini® Energy 更适合肠道菌群过度生长或者对膳食纤维不耐受的儿童患者，而 Frebini® Energy Fibre 适合需要补充膳食纤维的儿童患者。

13. Frebini® Original 及 Frebini® Original Fibre

（1）产品概述　Frebini® Original 是由蛋白质（牛奶蛋白）、脂肪（菜籽油、MCT、鱼油）、碳水化合物（麦芽糊精）、维生素、矿物质及微量元素组成的未掩味的即用型全营养 FSMP，不含乳糖和麸质。能量密度为 1.0 kcal/mL，专为 1 ~10 岁（体重 8 ~30 kg）儿童设计。Frebini® Original Fibre 是在 Frebini® Original 配方基础上添加膳食纤维（菊粉、纤维素和小麦抗性糊精）制备而成。两款产品能量密度均为 1.0 kcal/mL。

（2）适应证　该产品特别适合具有营养风险的 1～10 岁（体重 8～30 kg）儿童营养补充，在卫生处方表 FP10 或 GP10 中的适应证包括：短肠综合征、难治性吸收不良、营养不良患者的术前准备、炎症性肠病、全胃切除术、肠瘘、吞咽困难及生长发育迟缓的1～10 岁儿童。

（3）用法用量　在医生或营养师指导下根据患者的营养状况按需使用。1～3 岁，每日 1000～1500 mL；4～6 岁，每日 1500～2000 mL；7～10 岁，每日 2000 mL。

（4）能量分布　Frebini® Original 及 Frebini® Original Fibre 是一种适用于儿童的即用型常规能量密度的全营养 FSMP，其营养素供能比详见表 2－44。

表 2－44　Frebini® Original 及 Frebini® Original Fibre 营养素供能比

产品名称	蛋白质（%）	脂肪（%）	碳水化合物（%）	纤维素（%）
Frebini® Original	10	40	50	0
Frebini® Original Fibre	10	40	48.5	1.5

（5）配方　以 Frebini® Original 为例，该产品配方：水，麦芽糊精，植物油（菜籽油），牛奶蛋白，MCT，鱼油，乳化剂（大豆卵磷脂、E471），柠檬酸钠，磷酸氢二钾，氯化钾，氯化钠，酒石酸胆碱，维生素 C，氧化镁，肌醇，牛磺酸，硫酸铁，硫酸锌，L－肉毒碱，烟酸，维生素 E，泛酸，氯化锰，维生素 B_2，维生素 B_1，硫酸铜，维生素 B_6，氟化钠，β－胡萝卜素，维生素 A，叶酸，碘化钾，氯化铬，亚硒酸钠，钼酸钠，生物素，维生素 K_1，维生素 D_3，维生素 B_{12}。

Frebini® Original Fibre 的配方是在 Frebini® Original 基础上添加了膳食纤维（菊粉、小麦抗性糊精、纤维素），其他原辅料一致。

（6）营养成分　Frebini® Original Fibre 及 Frebini® Original 营养成分见表 2－45。

表 2－45　Frebini® Original Fibre 及 Frebini® Original 营养成分（100 mL）

项目	含量 Frebini® Original/ Frebini® Original Fibre	项目	含量 Frebini® Original/ Frebini® Original Fibre
能量（kcal）(kJ)	100（420）/150（630）	碘（μg）	10
蛋白质（g）	2.5/3.8	铬（μg）	4
碳水化合物（g）	12.5/18.1	钼（μg）	4
糖（g）	0.9/2.5	氟（mg）	0.08
乳糖（g）	≤0.03/≤0.05	硒（μg）	3
脂肪（g）	4.4/6.7	维生素 A（μg）	45
饱和脂肪酸（g）	1.2/1.8	β－胡萝卜素（μg）	100
单不饱和脂肪酸（g）	2.1/3.2	维生素 D_3（μg）	0.75

项目	含量 Frebini® Original/ Frebini® Original Fibre	项目	含量 Frebini® Original/ Frebini® Original Fibre
多不饱和脂肪酸（g）	1.2/1.7	维生素 E（mg）	2
MCT（g）	0.9/1.3	维生素 K_1（μg）	4
EPA 和 DHA	0.09/0.07	维生素 B_1（mg）	0.2
纤维素（g）	0/1.1	维生素 B_2（mg）	0.2
水（g）	84	烟酸（mg）	1.2
钠（mg）（mmol）	54（2.4）	维生素 B_6（mg）	0.11
钾（mg）（mmol）	100（2.6）	维生素 B_{12}（μg）	0.2
氯（mg）（mmol）	82（2.3）	泛酸（mg）	0.4
钙（mg）（mmol）	70（1.8）	生物素（μg）	5
磷（mg）（mmol）	61（2）	叶酸（μg）	22
镁（mg）（mmol）	12.5（0.5）	维生素 C（mg）	8
铁（mg）	1	胆碱（mg）	20
锌（mg）	1	牛磺酸（mg）	8
铜（μg）	100	肌醇（mg）	15
锰（mg）	0.12	肉毒碱（mg）	3

二、口服营养补充剂（ONS）产品介绍

对于可以自主进食且需长期进行肠内营养支持或治疗的患者，采用 ONS 对其进行支持是首选途径，因此各个公司都开发了相应的 ONS 以满足患者需求。按照费森尤斯卡比公司爱尔兰公司网站的分类，共有 15 个 ONS 产品，其中 13 个适用于成人，另外 2 个适用于 1～10 岁儿童。按网站信息，用于成人的 13 个品种中有 11 个被划分为标准型 ONS，2 个被划分为疾病特异型 ONS，详细情况见表 2 – 46。

表 2 – 46　费森尤斯卡比口服营养补充剂目录

序号	产品名称	剂型	类型
1	Calshake®	粉剂	非全营养
2	Fresubin® 2 kcal Drink	乳剂	全营养
3	Fresubin® 2 kcal Fibre Drink	乳剂	全营养
4	Fresubin® 2 kcal Fibre Mini Drink	乳剂	全营养
5	Fresubin® 2 kcal Mini Drink	乳剂	全营养
6	Fresubin® 5 kcal Shot	乳剂	非全营养
7	Fresubin® Energy Drink	乳剂	全营养
8	Fresubin® Energy Fibre Drink	乳剂	全营养

续表

序号	产品名称	剂型	类型
9	Fresubin® Jucy Drink	乳剂	非全营养
10	Fresubin® Original Drink	乳剂	全营养
11	Fresubin® Protein Energy Drink	乳剂	全营养
12	Supportan® Drink	乳剂	特定全营养
13	Survimed® OPD Drink	乳剂	特定全营养
14	Frebini® Energy Drink	乳剂	全营养
15	Frebini® Energy Fibre Drink	乳剂	全营养

1. Calshake®

（1）产品概述　该产品是由蛋白质（牛奶蛋白）、脂肪（植物油）和碳水化合物组成的高能量密度非全营养粉末状 ONS，不含麸质，含有乳糖。当与全脂牛奶复配时，能量密度为 2 kcal/mL。有 5 种口味可供选择：草莓味、香草味、巧克力味、香蕉味和天然味。每盒含有 7 小袋，每个小袋用 240 mL 全脂牛奶冲调后所组成的营养品约含有 600 kcal 能量。

（2）适应证　该产品适用于能量摄入需求增加的患者的饮食管理，例如囊性疾病、纤维化、肿瘤或 HIV/AIDS 患者。该产品在卫生处方表 FP10 或 GP10 中的适应证包括：与疾病相关的营养不良、吸收不良状态，或需要脂肪/碳水化合物强化的情况。

（3）用法用量　取该产品 1 包，加入 240 mL 全脂牛奶，搅拌均匀即可。营养师或者医生应当根据患者的情况计算其所需能量，本品 1 包加入 240 mL 牛奶可以提供 600 kcal 能量和 12 g 蛋白质。

（4）能量分布　由于 Calshake® 的 5 种口味采用了不同的矫味剂和着色剂，其营养素供能比也略有差异，详见表 2-47。

表 2-47　Calshake® 营养素供能比

口味	蛋白质（%）	脂肪（%）	碳水化合物（%）	纤维素（%）
草莓味、香蕉味、香草味	3.5	43.9	52.6	0
巧克力味	4	41	54	1
天然口味	4	44	46	0

（5）配方　该产品 5 种口味的配方差异仅在于矫味剂与着色剂，其余成分无差异。以草莓味为例，该产品配方：脂肪粉（植物脂肪、干葡萄糖浆、牛奶蛋白），右旋糖，麦芽糊精，脱脂奶粉，中链甘油三酸酯粉（牛奶蛋白、干葡萄糖浆），蔗糖，矫味剂（乳糖），着色剂（E162），碳酸钙。而香草味仅仅将着色剂换为 β-胡萝卜素，其他成分无变化。

（6）营养成分　Calshake® 是一款不含维生素和微量元素的产品，按照 GB 29922—2013 应属于非全营养 FSMP，其详细营养成分见表 2-48。

表 2-48　Calshake®营养成分

项目	100 g	100 mL	单位包装（315 mL）
能量（kcal）(kJ)	500（2100）	190（795）	598.5（2504）
蛋白质（g）	4.3	3.8	12
碳水化合物（g）	67.3	22.3	70.2
糖（g）	12.2	7.1	22.4
乳糖（g）	2.6	4.3	13.5
脂肪（g）	24.1	9.5	29.9
饱和脂肪酸（g）	16.5	6.3	19.8
纤维素（g）	<0.5	<0.15	<0.47
盐（钠×2.5）	0.45	0.22	0.7
钠（mg）(mmol)	180（7.8）	87（3.8）	274（12.0）
钾（mg）	107（2.7）	153（3.9）	482（12.3）
钙（mg）	98（2.5）	121（3.0）	381.2（9.5）
镁（mg）	9（0.4）	12（0.5）	37.8（1.6）
磷（mg）	66（2.1）	90（2.9）	283.5（9.1）

2. Fresubin® 2 kcal Drink 及 Fresubin® 2 kcal Fibre Drink

（1）产品概述　该产品是由蛋白质（牛奶）、脂肪（菜籽油、葵花籽油）、碳水化合物、维生素、矿物质及微量元素组成的高蛋白高能量密度全营养即用型 FSMP，不含乳糖和麸质，能量密度为 2 kcal/mL。有 6 种口味可供选择：香草味、森林水果味、杏桃味、卡布奇诺味、太妃糖味和天然味。

（2）适应证　该产品在卫生处方表 FP10 或 GP10 中的适应证包括：短肠综合征、难治性吸收不良、营养不良患者的术前准备、炎性肠病、全胃切除术后肠瘘、与疾病相关的营养不良、尿毒症、持续性非卧床腹膜透析（CAPD）及血液透析。

（3）用法用量　在医生或营养师指导下根据患者的营养状况按需使用，本品 3 瓶（200 mL/瓶）可以提供 1200 kcal 能量和 60 g 蛋白质，其他营养素满足机体需求（英国食物、能量和营养的膳食参考值，DH 1991）。

（4）能量分布　Fresubin® 2 kcal Drink 及 Fresubin® 2 kcal Fibre Drink 的能量分布极为相似，仅存在纤维素供能区别，详见表 2-49。

表 2-49　Fresubin® 2 kcal Drink 及 Fresubin® 2 kcal Fibre Drink 营养素供能比

产品名称	蛋白质（%）	脂肪（%）	碳水化合物（%）	纤维素（%）
Fresubin® 2 kcal Drink	20	35	45	0
Fresubin® 2 kcal Fibre Drink	20	35	43.5	1.5

（5）配方　该产品 6 种口味配方的差异仅在于矫味剂，其余成分无差异。以香草味为例，该产品配方：水，葡萄糖浆，牛奶蛋白，植物油（葵花油、菜籽油），蔗糖，麦芽糊精，调味料，柠檬酸钾，乳化剂（大豆卵磷脂、E471），氯化钠，碳酸钾，酸度调节剂

（E507），碳酸钠，维生素 C，氧化镁，焦磷酸铁，硫酸锌，烟酸，氯化锰，泛酸，维生素 A，硫酸铜，维生素 B_2，维生素 B_6，氟化钠，维生素 B_1，β-胡萝卜素，维生素 E，叶酸，氯化铬，碘化钾，钼酸钠，亚硒酸钠，维生素 K_1，生物素，维生素 D_3，维生素 B_{12}。

（6）营养成分 Fresubin® 2 kcal Drink 及 Fresubin® 2 kcal Fibre Drink 均有 6 种口味，除了后者含有膳食纤维（菊粉和小麦抗性糊精）外，其他营养素（蛋白质、脂肪、维生素、矿物质和微量元素）的处方量完全一致。详细营养成分见表 2-50。

表 2-50 Fresubin® 2 kcal Drink 及 Fresubin® 2 kcal Fibre Drink 营养成分（100 mL）

项目	含量 Fresubin® 2 kcal Drink/Fresubin® 2 kcal Fibre Drink	项目	含量 Fresubin® 2 kcal Drink/Fresubin® 2 kcal Fibre Drink
能量（kcal）（kJ）	200（840）	锰（mg）	0.5
蛋白质（g）	10	碘（μg）	37.5
碳水化合物（g）	$22.5/21.7 \sim 21.8^1$	铬（μg）	12.5
糖（g）	$3.2 \sim 5.8^1/3.3 \sim 5.9^1$	钼（μg）	18.8
乳糖（g）	<0.3	氟（mg）	0.25
脂肪（g）	7.8	硒（μg）	13.5
饱和脂肪酸（g）	$0.6/(0.6/0.7^2)$	维生素 A（μg）	150
多不饱和脂肪酸（g）	5.8	β-胡萝卜素（μg）	375
单不饱和脂肪酸（g）	1.4	维生素 D_3（μg）	2.5
纤维素（g）	$0/(1.5/1.6^2)$	维生素 E（mg）	3.75
盐（钠×2.5）	0.15	维生素 K_1（μg）	21
水（g）	$69 \sim 70^1/(68/70^2)$	维生素 B_1（mg）	0.3
钠（mg）（mmol）	60（2.6）	维生素 B_2（mg）	0.4
钾（mg）（mmol）	160（4.1）	烟酸（mg）	3.75
氯（mg）（mmol）	$80（2.3）/[60（1.7）^2/80（2.3）]$	维生素 B_6（mg）	0.43
钙（mg）（mmol）	205（5.1）	维生素 B_{12}（μg）	0.75
磷（mg）（mmol）	120（3.9）	泛酸（mg）	1.5
镁（mg）（mmol）	16（0.7）	生物素（μg）	9.4
铁（mg）	2.5	叶酸（μg）	62.5
锌（mg）	1.6	维生素 C（mg）	18.8
铜（μg）	375		

注：1 表示差异主要由口味不同引起；2 表示巧克力味。

3. Fresubin® 2 kcal Mini Drink 及 Fresubin® 2 kcal Fibre Mini Drink

这两个产品与 Fresubin® 2 kcal Drink 及 Fresubin® 2 kcal Fibre Drink 的配方完全相同，仅包装容量有差异，前者包装容量为 125 mL，后者包装容量为 200 mL。其小容量设计的目的是为了满足进食量小的患者的需求，以避免开启后未在规定时间内使用完毕，造成二次污染，从而增加不良反应发生率的可能。

Fresubin® 2 kcal Mini Drink 及 Fresubin® 2 kcal Fibre Mini Drink 仅有 2 种口味可供选择：香草味和巧克力味，本品 5 瓶可以提供 1250 kcal 能量和 62.5 g 蛋白质。

4. Fresubin® 5 kcal Shot

（1）产品概述　该产品是由长链甘油三酸酯（菜籽油）、MCT、蔗糖和纤维素组成的高能量密度液体脂肪乳非全营养 FSMP（脂肪组件），能量密度高达 5 kcal/mL。有 2 种口味可供选择：天然味和柠檬味。

（2）适应证　该产品在卫生处方表 FP10 或 GP10 中的适应证包括：与疾病相关的营养不良、吸收不良，或需要额外补充脂肪酸且需要进行或无须进行液体摄入限制及电解质摄入的患者。

（3）用法用量　在医生或营养师指导下根据患者的营养状况按需使用，本品 1 瓶（120 mL/瓶）可以提供 600 kcal 能量，3～4 次/日，30～40 mL/次。

（4）能量分布　Fresubin® 5 kcal Shot 是一款非全营养 FSMP，其能量来源主要为脂肪，详见表 2－51。

表 2－51　Fresubin® 5 kcal Shot 营养素供能比

产品名称	蛋白质（%）	脂肪（%）	碳水化合物（%）	纤维素（%）
Fresubin® 5 kcal Shot	0	96.8	3.2	0

（5）配方　该产品 2 种口味的配方差异仅在于矫味剂，其余成分无差异。以天然味为例，该产品配方：水，芥花油，MCT，蔗糖，乳化剂（E472c），稳定剂（E460），矫味剂，增稠剂（E415）。柠檬味的稳定剂为 E460 和 E466。

（6）营养成分　与全营养产品不同，Fresubin® 5 kcal Shot 不含蛋白质、电解质、微量元素，维生素仅含有维生素 E 和维生素 K 两种，其详细营养成分见表 2－52。

表 2－52　Fresubin® 5 kcal Shot 营养成分（100 mL）

项目	含量	项目	含量
能量（kcal）(kJ)	500（2100）	MCT（g）	13.9
蛋白质（g）	0	多不饱和脂肪酸（g）	12.5
碳水化合物（g）	4	单不饱和脂肪酸（g）	24.6
糖（g）	4	纤维素（g）	0.4
乳糖（g）	0	水（mL）	40
脂肪（g）	53.8	维生素 E（mg）	14
饱和脂肪酸（g）	16.7	维生素 K_1（μg）	38

5. Fresubin® Energy Drink 及 Fresubin® Energy Fibre Drink

（1）产品概述　该产品是由蛋白质（牛奶）、脂肪（菜籽油、葵花籽油）、碳水化合物（麦芽糊精、蔗糖）、维生素、矿物质及微量元素组成的高能量密度即用型全营养

FSMP，不含乳糖和麸质，能量密度为 1.5 kcal/mL。有 9 种口味可供选择：香蕉味、黑加仑味、天然口味、草莓味、香草味、热带水果味、卡布奇诺味、巧克力味和天柠檬味。

（2）适应证　该产品适合作为营养补充剂或作为营养不良患者的唯一营养来源。在卫生处方表 FP10 或 GP10 中的适应证包括：短肠综合征、难治性吸收不良、营养不良患者的术前准备、炎症性肠病、全胃切除术、吞咽困难、肠瘘及与疾病相关的营养不良。

（3）用法用量　在医生或营养师指导下根据患者的营养状况按需使用，本品 4 瓶（125 mL/瓶）可以提供 1200 kcal 能量和 44.8 g 优质蛋白质，其他营养素满足机体需求（英国食物、能量和营养的膳食参考值，DH 1991）。

（4）能量分布　Fresubin® Energy Drink 及 Fresubin® Energy Fibre Drink 的能量分布极为相似，仅存在纤维素供能区别，详见表 2-53。

表 2-53　Fresubin® 2 kcal Drink 及 Fresubin® 2 kcal Fibre Drink 营养素供能比

产品名称	蛋白质（%）	脂肪（%）	碳水化合物（%）	纤维素（%）
Fresubin® Energy Drink	15	35	50	0
Fresubin® Energy Fibre Drink	15	35	47.3	2.7

（5）配方　该产品 6 种口味的配方差异仅在于矫味剂，其余成分无差异。以 Fresubin® Energy Fibre Drink 香草味为例，该产品配方：水，麦芽糊精，牛奶蛋白，植物油（葵花油、菜籽油），蔗糖，小麦糊精，菊粉，纤维素，矫味剂，柠檬酸钾，柠檬酸钠，乳化剂（大豆卵磷脂、E471），氯化钠，氯化钾，维生素 C，氯化胆碱，氧化镁，酸度调节剂（E330），焦磷酸铁，硫酸锌，烟酸，维生素 E，泛酸，氯化锰，硫酸铜，维生素 B_6、维生素 B_2，氟化钠，维生素 B_1，β-胡萝卜素，维生素 A，叶酸，氯化铬，碘化钾，钼酸钠，亚硒酸钠，维生素 K_1，生物素，维生素 D_3，维生素 B_{12}。

（6）营养成分　Fresubin® Energy Drink 及 Fresubin® Energy Fibre Drink 均有 9 种口味，除了后者含有膳食纤维（菊粉和小麦抗性糊精）外，其他营养素（蛋白质、脂肪、维生素、矿物质和微量元素）的处方量完全一致。详细营养成分见表 2-54。

表 2-54　Fresubin® Energy Drink 及 Fresubin® Energy Fibre Drink 营养成分（100 mL）

项目	含量 Fresubin® Energy Drink/Fresubin® Energy Fibre Drink	项目	含量 Fresubin® Energy Drink/Fresubin® Energy Fibre Drink
能量（kcal）（kJ）	150（630）	锰（mg）	0.4
蛋白质（g）	5.6	碘（μg）	30
碳水化合物（g）	18.8/17.8	铬（μg）	10
糖（g）	3.9~6.3[1]/5~6.4[1]	钼（μg）	10

续表

项目	含量 Fresubin® Energy Drink/Fresubin® Energy Fibre Drink	项目	含量 Fresubin® Energy Drink/Fresubin® Energy Fibre Drink
乳糖（g）	≤0.27/ (≤0.25² /≤0.26)	氟（mg）	0.20
脂肪（g）	5.8	硒（μg）	10
饱和脂肪酸（g）	0.4，0.5²	维生素 A（μg）	120
多不饱和脂肪酸（g）	3.8，3.7²	β-胡萝卜素（μg）	300
单不饱和脂肪酸（g）	1.6	维生素 D_3（μg）	2
纤维素（g）	(0/0.5¹)/2	维生素 E（mg）	3
盐（钠×2.5）	0.2/0.21²	维生素 K_1（mg）	16.7
水（g）	77.5/78	维生素 B_1（mg）	0.23
钠（mg）（mmol）	80（3.5）/85（3.7）²	维生素 B_2（mg）	0.32
钾（mg）（mmol）	135（3.3）/140（3.6）²	烟酸（mg）	3
氯（mg）（mmol）	100（2.8）	维生素 B_6（mg）	0.33
钙（mg）（mmol）	135（3.4），130²（3.2）	维生素 B_{12}（μg）	0.6
磷（mg）（mmol）	80（2.6），85²（2.7）	泛酸（mg）	1.2
镁（mg）（mmol）	21（0.8），24²（0.9）	生物素（μg）	7.5
铁（mg）	2.0	叶酸（μg）	50
锌（mg）	1.5	维生素 C（mg）	15
铜（μg）	300	胆碱（mg）	26.7

注：1 表示差异主要由口味不同引起；2 表示巧克力味。

6. Fresubin® Jucy Drink

（1）产品概述　该产品是果汁型液体全营养产品，是由蛋白质（乳清蛋白）、碳水化合物（麦芽糊精和蔗糖）、维生素、矿物质及微量元素组成的高能量密度即用型非全营养 FSMP，不含脂肪、乳糖和麸质，能量密度为 1.5 kcal/mL 有 5 种口味可供选择：苹果味、樱桃味、黑加仑味、菠萝味和橙味。

（2）适应证　该产品适合作为营养补充剂或营养不良患者的唯一营养来源。在卫生处方表 FP10 或 GP10 中适应证包括：短肠综合征、难治性吸收不良、营养不良患者的术前准备、炎症性肠病、全胃切除、肠瘘、吞咽困难、腹膜透析（CAPD）、血液透析及与疾病相关的营养不良。

（3）用法用量　在医生或营养师指导下根据患者的营养状况按需使用，本品 3 瓶（200 mL/瓶）可以提供 900 kcal 能量和 24 g 优质蛋白质，其他营养素满足机体需求（英国食物、能量和营养的膳食参考值，DH 1991）。

（4）能量分布　Fresubin® Jucy Drink 是一款不含脂肪和膳食纤维的非全营养 ONS，其营养素供能比详见表 2-55。

表 2-55　Fresubin® Jucy Drink 营养素供能比

产品名称	蛋白质（%）	脂肪（%）	碳水化合物（%）	纤维素（%）
Fresubin® Jucy Drink	11	0	89	0

（5）配方　该产品 5 种口味配方的差异仅在于矫味剂，其余成分无差异。以樱桃味为例，该产品配方：樱桃水，葡萄糖浆，乳清蛋白，蔗糖，麦芽糊精，氯化钙，矫味剂，维生素 C，氯化钠，氯化钾，柠檬酸铁，硫酸锌，维生素 E，着色剂（黑胡萝卜粉），烟酸，泛酸，维生素 A，氯化锰，消泡剂（E471），硫酸铜，维生素 B_6，维生素 B_2，氟化钠，维生素 B_1，叶酸，氯化铬，碘化钾，钼酸钠，亚硒酸钠，维生素 K_1，生物素，维生素 D_3，维生素 B_{12}。

（6）营养成分　Fresubin® Jucy Drink 的不同口味之间除了矫味剂有差异外，其他营养素（蛋白质、脂肪、维生素、矿物质和微量元素）的处方量完全一致。详细营养成分见表 2-56。

表 2-56　Fresubin® Jucy Drink 营养成分（100 mL）

项目	含量	项目	含量
能量（kcal）(kJ)	150（630）	碘（μg）	37.5
蛋白质（g）	4	铬（μg）	12.5
碳水化合物（g）	33.5	钼（μg）	18.8
糖（g）	8	氟（mg）	0.25
乳糖（g）	≤0.03	硒（μg）	12.5
脂肪（g）	0	维生素 A（μg）	150
纤维素（g）	0	β-胡萝卜素（μg）	0/167*
盐（钠×2.5）	0.015	维生素 D_3（μg）	2.5
水（g）	76	维生素 E（mg）	3.75
钠（mg）(mmol)	6（0.3）	维生素 K_1（μg）	25
钾（mg）(mmol)	7（0.2）	维生素 B_1（mg）	0.3
氯（mg）(mmol)	190（5.4）	维生素 B_2（mg）	0.4
钙（mg）(mmol)	50（1.3）	烟酸（mg）	3.75
磷（mg）(mmol)	11（0.4）	维生素 B_6（mg）	0.43
镁（mg）(mmol)	1（0.04）	维生素 B_{12}（μg）	0.75
铁（mg）	2.5	泛酸（mg）	1.5

续表

项目	含量	项目	含量
锌（mg）	1.88	生物素（μg）	9.4
铜（μg）	375	叶酸（μg）	62.5
胆碱（mg）	26.7	维生素 C（mg）	18.8
锰（mg）	0.5		

注：* 为橙味。

7. Fresubin® Original Drink

（1）产品概述 该产品是由蛋白质（牛奶蛋白）、脂肪（菜籽油、葵花籽油）、碳水化合物（麦芽糊精、蔗糖）、维生素、矿物质及微量元素组成的即用型全营养 FSMP，不含乳糖和麸质，能量密度为 1.0 kcal/mL。有 5 种口味可供选择：香草味、坚果味、巧克力味、桃味和黑加仑味。

（2）适应证 该产品适合作为营养补充剂或作为营养不良患者的唯一营养来源。在卫生处方表 FP10 或 GP10 中的适应证包括：短肠综合征、难治性吸收不良、营养不良患者的术前准备、炎症性肠病、全胃切除、肠瘘、吞咽困难及与疾病相关的营养不良。

（3）用法用量 在医生或营养师指导下根据患者的营养状况按需使用，本品 4 瓶（200 mL/瓶）可以提供 800 kcal 能量和 30 g 优质蛋白质，其他营养素满足机体需求（英国食物、能量和营养的膳食参考值，DH 1991）。

（4）能量分布 Fresubin® Original Drink 是一种全营养 ONS，其营养素供能比详见表 2 - 57。

表 2 - 57 Fresubin® Original Drink 营养素供能比

产品名称	蛋白质（%）	脂肪（%）	碳水化合物（%）	纤维素（%）
Fresubin® Original Drink	15	30	55	0

（5）配方 该产品 5 种口味的配方差异仅在于矫味剂，其余成分无差异。以黑加仑味为例，该产品配方：水，麦芽糊精，牛奶蛋白，植物油（菜籽油、葵花籽油），蔗糖，大豆蛋白，矫味剂，酸度调节剂（E332、E170、E501），柠檬酸钠，氯化锰，乳化剂（大豆卵磷脂、E471），氯化钾，维生素 C，着色剂（甜菜根粉），磷酸钙，酒石酸氢胆碱，乳酸钙，磷酸氢二钾，稳定剂（E415），硫酸铁，硫酸锌，烟酸，维生素 E，泛酸，氯化锰，硫酸铜，维生素 B_2，维生素 B_6，氟化钠，β - 胡萝卜素，维生素 B_1，维生素 A，叶酸，氯化铬，碘化钾，钼酸钠，亚硒酸钠，维生素 K_1，生物素，维生素 D_3，维生素 B_{12}。

（6）营养成分 Fresubin® Original Drink 的不同口味之间除了矫味剂有差异外，其他营养素（蛋白质、脂肪、维生素、矿物质和微量元素）的处方量完全一致。详细营养成分见表2-58。

表2-58 Fresubin® Original Drink 营养成分（100 mL）

项目	含量	项目	含量
能量（kcal）(kJ)	100（420）	锰（mg）	0.4
蛋白质（g）	3.8	碘（μg）	30
碳水化合物（g）	13.8	铬（μg）	10
糖（g）	$3.5^{1,2,3}$ 3.8^4、4.9^5	钼（μg）	15
乳糖（g）	≤0.01	氟（mg）	0.2
脂肪（g）	3.4	硒（μg）	10
饱和脂肪酸（g）	0.3	维生素A（μg）	120
单不饱和脂肪酸（g）	2.2	β-胡萝卜素（μg）	300
多不饱和脂肪酸（g）	0.9	维生素 D_3（μg）	2
纤维素（g）	0，0.35^5	维生素E（mg）	3
盐（钠×2.5）	0.19	维生素 K_1（μg）	16.7
水（g）	84	维生素 B_1（mg）	0.23
钠（mg）(mmol)	75（3.3）	维生素 B_2（mg）	0.32
钾（mg）(mmol)	125（3.2）	烟酸（mg）	3
氯（mg）(mmol)	85（2.4）	维生素 B_6（mg）	0.33
钙（mg）(mmol)	60（1.5）	维生素 B_{12}（μg）	0.6
磷（mg）(mmol)	47（1.5）	泛酸（mg）	1.2
镁（mg）(mmol)	20（0.8）	生物素（μg）	7.5
铁（mg）	2	叶酸（μg）	50
锌（mg）	1.5	维生素C（mg）	15
铜（μg）	300	胆碱（mg）	20

注：1 为桃味，2 为香草味，3 为黑加仑味，4 为坚果味，5 为巧克力味。

8. Fresubin® Protein Energy Drink

（1）产品概述 该产品是由蛋白质（牛奶蛋白）、植物油（菜籽油、葵花籽油）、碳水化合物（麦芽糊精、蔗糖）、维生素、矿物质及微量元素组成的高蛋白高能量密度即用型全营养FSMP，不含乳糖和麸质，能量密度为1.5 kcal/mL。有5种口味可供选择：野草莓味、香草味、巧克力味、热带水果味和卡布奇诺味。

（2）适应证 该产品适合作为营养补充剂或作为营养不良患者的唯一营养来源。在卫生处方表FP10 或 GP10 中的适应证包括：短肠综合征、难治性吸收不良、营养不良患者的术前准备、炎症性肠病、全胃切除术、吞咽困难、肠瘘、与疾病相关的营养不良、持续性非卧床腹膜透析（CAPD）及血液透析。

（3）用法用量　在医生或营养师指导下根据患者的营养状况按需使用，本品 3 瓶（200 mL／瓶）可以提供 900 kcal 能量和 60 g 优质蛋白质，其他营养素满足机体需求（英国食物、能量和营养的膳食参考值，DH 1991）。

（4）能量分布　Fresubin® Protein Energy Drink 是一种全营养 ONS，其营养素供能比详见表 2 –59。

表 2 –59　Fresubin® Protein Energy Drink 营养素供能比

口味	蛋白质（%）	脂肪（%）	碳水化合物（%）	纤维素（%）
野草莓味、香草味、热带水果味和卡布奇诺味	27	40	33	0
巧克力味	27	40	32.3	0.7

（5）配方　该产品 5 种口味的配方差异仅在于矫味剂，其余成分无差异。以野草莓味为例，该产品配方：水，牛奶蛋白，植物油（菜籽油、葵花籽油），麦芽糊精，蔗糖，矫味剂，柠檬酸钾，着色剂（甜菜根粉），乳化剂（大豆卵磷脂，E471），氯化钠，维生素 C，柠檬酸镁，焦磷酸铁，氯化钾，硫酸锌，烟酸，氯化锰，泛酸，硫酸铜，维生素 B_2，维生素 B_6，氟化钠，维生素 E（含鱼胶），维生素 B_1，β–胡萝卜素，维生素 A，叶酸，碘化钾，氯化铬，亚硒酸钠，钼酸钠，维生素 K_1，生物素，维生素 D_3，维生素 B_{12}。

（6）营养成分　Fresubin® Protein Energy Drink 的不同口味之间除了矫味剂有差异外，其他营养素（蛋白质、脂肪、碳水化合物、维生素、矿物质和微量元素）的处方量完全一致。详细营养成分见表 2 –60。

表 2 –60　Fresubin® Protein Energy Drink 营养成分（100 mL）

项目	含量	项目	含量
能量（kcal）(kJ)	150（630）	锌（mg）	2
蛋白质（g）	10	铜（μg）	375
碳水化合物（g）	12.1[1]，12.4	锰（mg）	0.5
糖（g）	6.5 ~ 7.4*	碘（μg）	37.5
乳糖（g）	≤0.4	铬（μg）	12.5
脂肪（g）	6.7	钼（μg）	18.8
饱和脂肪酸（g）	0.6	氟（mg）	0.25
单不饱和脂肪酸（g）	4.9	硒（μg）	13.5
多不饱和脂肪酸（g）	1.2	维生素 A（μg）	150

续表

项目	含量	项目	含量
纤维素（g）	0/0.5[1]	β-胡萝卜素（μg）	375
盐（钠×2.5）	0.13	维生素 D_3（μg）	2.5
水（g）	79	维生素 E（mg）	3.75
钠（mg）（mmol）	50（2.2）	维生素 K_1（μg）	21
巧克力味	60（2.6）	维生素 B_1（mg）	0.3
钾（mg）（mmol）	130（3.3）	维生素 B_2（mg）	0.4
巧克力味	135（3.5）	烟酸（mg）	3.75
氯（mg）（mmol）	73（2.1）	维生素 B_6（mg）	0.43
巧克力味	58（1.6）	维生素 B_{12}（μg）	0.75
钙（mg）（mmol）	205（5.1）	泛酸（mg）	1.5
磷（mg）（mmol）	120（3.9）	生物素（μg）	9.4
镁（mg）（mmol）	28（1.2）	叶酸（μg）	62.5
巧克力味	18（0.7）	维生素 C（mg）	18.8
铁（mg）	2.5		

注：1 为巧克力味。

9. Supportan® Drink

（1）产品概述 该产品是由蛋白质（牛奶蛋白）、脂肪（菜籽油、葵花籽油、鱼油、MCT）、碳水化合物（葡萄糖浆、蔗糖）、维生素、矿物质及微量元素组成的高蛋白高能量密度即用型全营养 FSMP，不含乳糖和麸质，能量密度为 1.5 kcal/mL。有 5 种口味可供选择：野草莓味、香草味、巧克力味、热带水果味和卡布奇诺味。

（2）适应证 该产品在卫生处方表 FP10 或 GP10 中的适应证包括：胰腺癌、肺癌。

（3）用法用量 在医生或营养师指导下根据患者的营养状况按需使用，本品 2 瓶（200 mL/瓶）可以提供 600 kcal 能量和 40 g 优质蛋白质，其他营养素满足机体需求（英国食物、能量和营养的膳食参考值，DH 1991）。

（4）能量分布 Supportan® Drink 是一种特定全营养 ONS，其营养素供能比详见表 2-61。

表 2-61 Supportan® Drink 营养素供能比

产品名称	蛋白质（%）	脂肪（%）	碳水化合物（%）	纤维素（%）
Supportan® Drink	27	40	31	2

（5）配方 该产品配方：水，牛奶蛋白，蔗糖，麦芽糊精，鱼油（含大豆卵磷脂），植物油，MCT，菊粉，矫味剂，小麦糊精，柠檬酸钾，乳化剂（大豆卵磷脂、E471），氯

化钠，柠檬酸钠，维生素 C，氧化镁，焦磷酸铁，柠檬酸镁，硫酸锌，烟酸，维生素 E，氯化锰，泛酸，硫酸铜，维生素 B_2，维生素 B_6，氟化钠，维生素 B_1，β-胡萝卜素，维生素 A，叶酸，碘化钾，氯化铬，亚硒酸钠，钼酸钠，维生素 K_1，生物素，维生素 D_3，维生素 B_{12}。

（6）营养成分　Supportan® Drink 的不同口味之间除了矫味剂有差异外，其他营养素（蛋白质、脂肪、碳水化合物、维生素、矿物质和微量元素）的处方量完全一致。详细营养成分见表 2-62。

表 2-62　Supportan® Drink 营养成分（100 mL）

项目	含量	项目	含量
能量（kcal）（kJ）	150（630）	锰（mg）	0.5
蛋白质（g）	10	碘（μg）	37.5
碳水化合物（g）	11.6	铬（μg）	12.5
糖（g）	7（7.5*）	钼（μg）	18.8
乳糖（g）	≤0.5	氟（mg）	0.25
脂肪（g）	6.7	硒（μg）	13.5
饱和脂肪酸（g）	2.8	维生素 A（μg）	150
单不饱和脂肪酸（g）	1.6	β-胡萝卜素（μg）	375
多不饱和脂肪酸（g）	2.3	维生素 D_3（μg）	2.5
MCT（g）	1.6	维生素 E（mg）	3.75
DHA 和 EPA（g）	0.71	维生素 K_1（μg）	21
纤维素（g）	1.5	维生素 B_1（mg）	0.3
水（g）	76	维生素 B_2（mg）	0.4
钠（mg）（mmol）	47.5（2.1）	烟酸（mg）	3.75
钾（mg）（mmol）	128（3.3）	维生素 B_6（mg）	0.43
氯（mg）（mmol）	50（1.4）	维生素 B_{12}（μg）	0.75
钙（mg）（mmol）	203（5.1）	泛酸（mg）	1.5
磷（mg）（mmol）	120（3.9）	生物素（μg）	9.4
镁（mg）（mmol）	26（1.1）	叶酸（μg）	62.5
铁（mg）	2.5	维生素 C（mg）	18.8
锌（mg）	2	胆碱（mg）	2.5
铜（μg）	375		

注：*为热带水果味。

10. Survimed®OPD Drink

（1）产品概述　该产品是由乳清蛋白水解物、脂肪（菜籽油、葵花籽油、MCT）、碳水化合物（麦芽糊精）、维生素、矿物质及微量元素组成的要素型即用型全营养 FSMP，不含乳糖和麸质，能量密度为 1.5 kcal/mL。口味仅有香草味。

（2）适应证　该产品适用于营养吸收不良患者的膳食管理，在卫生处方表 FP10 或 GP10 中的适应证包括：短肠综合征、难治性吸收不良、营养不良患者的术前准备、炎症性肠病、全胃切除术、肠瘘、吞咽困难及与疾病相关的营养不良。

（3）用法用量　在医生或营养师指导下根据患者的营养状况按需使用，作为唯一营养源，每日补充 2~3 瓶（200 mL/瓶），本品 1500 mL 该品可提供 1500 kcal 能量和 69.8 g 优质蛋白质，其他营养素满足机体需求（英国食物、能量和营养的膳食参考值，DH 1991）。

（4）能量分布　Survimed® OPD Drink 是一种特定全营养 ONS，其营养素供能比详见表 2-63。

表 2-63　Survimed® OPD Drink 营养素供能比

产品名称	蛋白质（%）	脂肪（%）	碳水化合物（%）	纤维素（%）
Survimed® OPD Drink	18.6	25	56.4	2

（5）配方　该产品配方：水，麦芽糊精，乳清蛋白水解物，蔗糖，植物油（菜籽油、葵花籽油），MCT，矫味剂，磷酸氢二钾，柠檬酸钙，氯化钠，稳定剂（E460、E466），氯化胆碱，维生素 C，氧化镁，氯化钾，乳化剂（E472c），硫酸锌，硫酸铁，烟酸，维生素 E，氯化锰，泛酸，硫酸铜，氟化钠，维生素 B_1，维生素 B_2，维生素 B_6，β-胡萝卜素，维生素 A，叶酸，氯化铬，钼酸钠，亚硒酸钠，维生素 K_1，生物素，维生素 D_3，维生素 B_{12}。

（6）营养成分　Survimed® OPD Drink 营养成分见表 2-64。

表 2-64　Survimed® OPD Drink 营养成分（100 mL）

项目	含量	项目	含量
能量（kcal）(kJ)	100（420）	锰（mg）	0.27
蛋白质（g）	4.65	碘（μg）	13.3
碳水化合物（g）	14.1	铬（μg）	6.7
糖（g）	5	钼（μg）	10
乳糖（g）	≤0.1	氟（mg）	0.13
脂肪（g）	2.8	硒（μg）	6.7
饱和脂肪酸（g）	1.46	维生素 A（μg）	70
单不饱和脂肪酸（g）	0.79	β-胡萝卜素（μg）	133

续表

项目	含量	项目	含量
多不饱和脂肪酸（g）	0.55	维生素 D_3（μg）	1.0
MCT（g）	1.33	维生素 E（mg）	1.3
纤维素（g）	<0.1	维生素 K_1（μg）	6.7
水（g）	85	维生素 B_1（mg）	0.13
钠（mg）（mmol）	80（3.5）	维生素 B_2（mg）	0.17
钾（mg）（mmol）	200（5.1）	烟酸（mg）	1.6
氯（mg）（mmol）	83（2.3）	维生素 B_6（mg）	0.16
钙（mg）（mmol）	65（1.6）	维生素 B_{12}（μg）	0.27
磷（mg）（mmol）	48（1.5）	泛酸（mg）	0.47
镁（mg）（mmol）	25（1）	生物素（μg）	5
铁（mg）	1.3	叶酸（μg）	26.7
锌（mg）	1.2	维生素 C（mg）	8
铜（μg）	133	胆碱（mg）	36.7

11. Frebini® Energy Drink 及 Frebini® Energy Fibre Drink

（1）产品概述　Frebini® Energy Drink 是由蛋白质（牛奶蛋白）、脂肪（菜籽油、MCT）、碳水化合物（麦芽糊精、蔗糖）、维生素、矿物质及微量元素组成的即用型全营养 FSMP，不含乳糖和麸质，能量密度为 1.5 kcal/mL，有 2 种口味可供选择：香蕉味和草莓味。Frebini® Energy Fibre Drink 是在 Frebini® Energy Drink 配方的基础上增加了膳食纤维（菊粉、纤维素），能量密度为 1.5 kcal/mL，有 2 种口味可供选择：巧克力味和香草味。

（2）适应证　该产品特别适合需要额外增加能量和营养摄入的 1～10 岁（体重 8～30 kg）儿童营养的补充，在卫生处方表 FP10 或 GP10 中的适应证包括：短肠综合征、难治性吸收不良、营养不良患者的术前准备、炎症性肠病、全胃切除术、肠瘘、吞咽困难。

（3）用法用量　在医生或营养师指导下根据患者的营养状况按需使用，作为营养源每日补充 1～2 瓶（200 mL/瓶），可提供 300～600 kcal 能量和 7.6～15.2 g 优质蛋白。

（4）能量分布　Frebini® Energy Drink 和 Frebini® Energy Fibre Drink 营养素供能比详见表 2-65。

表 2-65　Frebini® Energy Drink 及 Frebini® Energy Fibre Drink 营养素供能比

产品名称	蛋白质（%）	脂肪（%）	碳水化合物（%）	纤维素（%）
Frebini® Energy Drink	10.2	40	49.8	0
Frebini® Energy Fibre Drink	10.2	40	48.3	1.5

（5）配方　Frebini® Energy Drink 2 种口味的配方差异仅在于矫味剂，其余成分无差

异。以草莓味为例，该产品配方：水，麦芽糊精，植物油（菜籽油），牛奶蛋白，蔗糖，MCT，乳化剂（大豆卵磷脂、E471），矫味剂，磷酸氢二钾，氯化钾，柠檬酸钠，氯化钠，酒石酸胆碱，维生素 C，氧化镁，肌醇，酸度调节剂（E524），牛磺酸，硫酸铁，硫酸锌，L–肉毒碱，烟酸，维生素 E，泛酸，氯化锰，维生素 B_2，维生素 B_1，硫酸铜，氟化钠，维生素 B_6，β–胡萝卜素，维生素 A，叶酸，碘化钾，氯化铬，亚硒酸钠，钼酸钠，维生素 K_1，生物素，维生素 D_3，维生素 B_{12}。

（6）营养成分　Frebini® Energy Drink 及 Frebini® Energy Fibre Drink 均有 2 种口味，除了后者含有纤维素外，其他营养素无差异。详细营养成分见表 2–66。

表 2–66　Frebini® Energy Drink 及 Frebini® Energy Fibre Drink 营养成分（100 mL）

项目	含量 Frebini® Energy Drink／Frebini® Energy Fibre Drink	项目	含量 Frebini® Energy Drink／Frebini® Energy Fibre Drink
能量（kcal）（kJ）	150（630）	铬（μg）	6
蛋白质（g）	3.8	钼（μg）	6
碳水化合物（g）	18.7	氟（mg）	0.12
糖（g）	4.5	硒（μg）	4.5
乳糖（g）	≤0.05	维生素 A（μg）	68
脂肪（g）	6.7	β–胡萝卜素（μg）	150
饱和脂肪酸（g）	1.7	维生素 D_3（μg）	1.13
单不饱和脂肪酸（g）	3.3	维生素 E（mg）	3
多不饱和脂肪酸（g）	1.7	维生素 K_1（μg）	6
MCT（g）	1.3	维生素 B_1（mg）	0.3
纤维素（g）	0／1.1	维生素 B_2（mg）	0.3
水（g）	79	烟酸（mg）	1.8
钠（mg）（mmol）	81（3.5）	维生素 B_6（mg）	0.17
钾（mg）（mmol）	150（3.8）	维生素 B_{12}（μg）	0.3
氯（mg）（mmol）	123（3.5）	泛酸（mg）	0.6
钙（mg）（mmol）	105（2.6）	生物素（μg）	7.5
磷（mg）（mmol）	92（3.0）	叶酸（μg）	33
镁（mg）（mmol）	19（0.8）	维生素 C（mg）	12
铁（mg）	1.5	胆碱（mg）	30
锌（mg）	1.5	牛磺酸（mg）	12
铜（μg）	150	肌醇（mg）	22.5
锰（mg）	0.18	肉毒碱（mg）	4.5
碘（μg）	15		

通过对费森尤斯卡比公司的产品进行梳理发现，该公司针对儿童市场的产品较少，这可能是因为同在欧洲的纽迪希亚公司更倾向于婴幼儿产品，为了避免在市场上的冲突，费森尤斯卡比公司更关注成人 FSMP 产品的开发。

通过纽迪希亚和费森尤斯卡比的产品线可知，两家公司更倾向于细分市场的产品开发，将产品的开发与实际应用紧密结合，尽可能地覆盖更多人群或对人群实现相对精准的支持；产品均包含管饲型和口服型两类，在产品配方方面仍然是以全营养为主，以非全营养产品作为补充；通过英国肠内营养产品销售数据可知，口味对销量有着重要的影响，因此纽迪希亚和费森尤斯卡比公司对其重点产品都有多个口味的开发，以满足在长期使用过程中患者的依从性及不同个体对不同口味的需求，例如 Fresubin® 2 kcal Drink 有蜜桃味、卡布奇诺味、天然味等 6 个口味的产品，以满足患者在营养治疗期间对口味的要求，同时增加了患者对饮食要求的依从性，最终将有助于提高患者的生活质量。

同时根据最新的研究进展发现，将一些功能性的营养素加入，能使产品具有一定的生理功能。比如膳食纤维是一种重要的营养素，具有维持肠道功能和屏障的作用，可以促进益生菌生长，但是不同膳食纤维的生理作用不仅受摄入量的影响，也受纤维类型的影响。除了传统的"体积"成形性膳食纤维外，近几年来可发酵纤维和益生元纤维的益处脱颖而出。可发酵纤维是细菌形成短链脂肪酸（SCFA）必不可少的基质，也是结肠黏膜的必需物质，它能改善对矿物质和水的吸收，降低结肠 pH，以及氨、酚和次级胆汁酸的浓度。在 Fresubin® 2 kcal Fibre Drink 中添加小麦糊精用于发酵。小麦糊精具有的纤维特性应归因于其高度分支的结构——具有许多 $\alpha-1$，6 键和不可消化的葡糖苷键的葡萄糖聚合物（例如，$\alpha-1$，2 和 $\alpha-1$，3）。产品中还添加了益生元菊粉，菊粉被双歧杆菌发酵，从而可以有利地影响肠道微生物偏向于肠道益生菌，同时抑制病原菌的生长，因此抗炎、刺激免疫反应和支持消化道屏障功能的作用。

为了满足患者对膳食纤维的需求，费森尤斯卡比公司在 Fresubin® 2 kcal Drink 的基础之上又开发了富含膳食纤维的 Fresubin® 2 kcal Fibre Drink。根据文献研究表明，含有一定量膳食纤维（菊粉、小麦糊精和纤维素）的产品对双歧杆菌有显著的刺激作用，有利于肠道菌的正常生长，同时具有良好的胃肠道耐受性。无纤维的 Fresubin® 2 kcal Drink 适用于不需要额外补充膳食纤维的患者，如膳食纤维不耐受或肠蠕动受损及细菌过度生长的患者，以及患肠瘘和肠壁弥漫性炎症，如急性炎症性肠病（溃疡性结肠炎、克罗恩病）。

从纽迪希亚和费森尤斯卡比公司的产品来看，产品品类繁多，包含管饲和口服两大系列，能满足不同的临床需求。在营养素的设定方面，一方面都可满足不同患者或者不同使用场景的特殊需求，另外一方面两家公司都在积极地提升临床使用依从性，以使患者更容易接受产品，从而提升肠内营养支持的临床效果。

参 考 文 献

［1］ Bowling TE, et al. Reversal by short – chain fatty acids of colonic fluid secretion induced by enteralfeeding ［J］. The Lancet, 1993, 342: 1266 – 1268.

［2］ Escudero A E, et al. Dietary fibre ［J］. Nutrición Hospitalaria, 2006, 21 (1): 581.

［3］ Phillips J, et al. Effect of resistant starch on fecal bulk and fermentation – dependent events in humans ［J］. American Journal Managed Care, 1995, 62: 121 – 130.

［4］ Hylla S, et al. Effects of resistant starch on the colon in healthy volunteers: possible implications for cancer prevention ［J］. American Journal Managed Care, 1998, 67: 136 – 142.

［5］ Pasman W, et al. Long – term gastrointestinal tolerance of NUTRIOSE® FB in healthy men ［J］. Europe Journal Clinincal Nutrtion, 2006, 60 (2): 97 – 101.

［6］ van den Heuvel EG, et al. Short – term digestive tolerance of different doses of NUTRIOSE® FB, a food dextrin, in adult men ［J］. Europe Journal Clinincal Nutrtion, 2004, 58 (7): 1046 – 1055.

［7］ Kolida S, et al. Prebiotic effects of inulin and oligofructose ［J］. Brtish Journal Nutrion, 2002, 87 (Suppl 2): S193 – S197.

［8］ Cherbut C. Inulin and oligofructose in the dietary fibre concept ［J］. Brtish Journal Nutrion, 2002, 87 (2): S159 – S162.

［9］ Schiffrin EJ, et al. Systemic inflammatory markers in older persons: the effect of oral nutritional supplementation withprebiotics ［J］. Journnal of Nutrition Health Aging, 2007, 11: 475 – 479.

［10］ Gibson GR. Dietary modulation of the human gut microflora using theprebiotics oligofructose and inulin ［J］. Journnal of Nutrition, 1999, 129 (7): 1438S – 1441S.

［11］ Welters CF, et al. Effect of dietary inulin supplementation on inflammation of pouch mucosa in patients with an ileal pouch – analanastomosis ［J］. Diseases of the Colon & Rectum, 2002, 45 (5): 621 – 627.

第三章 特殊医学用途配方食品的临床应用

FSMP 在临床中的主要目的是为了预防或者治疗因疾病引起的营养不良，改善患者的营养状况。经过多项随机临床研究发现，使用 FSMP 可以有效地改善患者营养状况，降低治疗成本，提高患者生存质量。

第一节 营养不良及蛋白质 - 能量营养不良

营养不良是由于疾病、饥饿、年龄等因素使得机体蛋白和能量摄入不足，引起身体组成改变，最终引起器官功能改变的一种状态。据统计，外科因为手术原因导致的营养不良发生率相对较高，2002 年 ESPEN 发布《ESPEN 2002：营养不良的筛查指南》后，人们针对临床营养不良进行了大量细致的研究，并提出了一系列干预营养不良的方案。

随着临床研究的深入，出现了一系列营养筛查的工具，比如 NRS - 2002，MNA - SF 和 MUST 等，这些筛查方法有效地解决了对临床中患者的营养风险和营养不良程度判断的问题，便于医生或临床营养师进行有效的干预。

一、营养不良

判断依据：①BMI < 18.5 kg/m^2；②非人为因素体重下降 > 10% 或 3 个月内非自愿体重下降 5%。二者满足其一便可认为属于营养不良。BMI 为 18.5 ~ 20 kg/m^2 则表示临界体重不足。

2015 年 3 月，Clinic Nutrition 发表了 ESPEN 的专家共识，将营养不良指标量化，以筛查患者的营养状况。常用的营养状态评价指标包括：人体形态测量学指标（比如小腿围、皮下褶皱厚度等）、去脂体重（FFM）、脂肪量（FM）、体重下降程度，以及是否存在引起厌食症的其他原因（如疾病、药物和年龄等）、生化指标（白蛋白、炎症因子等）。通过决议，体重、BMI、去脂体重指数（FFMI）作为营养不良的诊断指标。

营养不良已经是临床中的常见问题，人们自希波克拉底时代便开始对其进行研究，采用多种手段改善患者的营养状况，从而消除营养不良带来的不利影响。随着科技的进步，肠内营养支持的手段也得到了革命性的发展，从口服到管饲，从直肠喂养到通过 PEJ

管饲，目前肠内营养已经使无数患者受益。

目前充分的营养支持或营养治疗已经作为患者临床治疗过程中的一个重要组成部分。营养不良在欧洲已被纳入健康问题相关的白皮书《INI/2007/2285》中，同时还被列入2009 年欧盟议会的政治议程中，这促使欧盟成员国认识并解决营养不良和肥胖问题。

在目前的临床营养实践中，由于轻视导致营养不良的意识水平和营养支持的比例并不高。在德国，一项针对 29 家养老院和 22 家医院的多中心调查显示，2008 年养老院营养不良比例高达 36.7%，而住院患者营养不良的比例高达 81.8%，虽然他们具有营养不良风险但未接受营养干预。对于营养不良的认识还需要逐步提高，根据研究发现，与疾病相关的营养不良患病率仍然居高不下。

国外一项多中心、不同科室的随机临床研究对 1886 名患者进行了入院时营养状态的前瞻性研究，研究发现不同科室患者的营养不良发生率也有所不同，研究发现老年患者的营养不良率高达 56%，在所有科室中居首位，排名第二位的是肿瘤患者，其营养不良的发生率也高达 38%，详细情况见图 3 - 1。

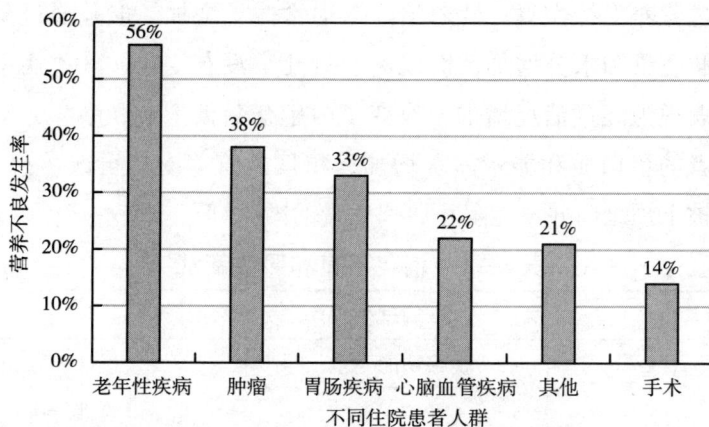

图 3 - 1　不同住院患者营养不良发生率

经过多年临床营养的使用和推广，重度营养不良因其影响患者的临床治疗和预后而在临床中更容易被重视，但轻度或中度营养不良在临床中容易被忽视，由于疾病的复杂性及患者营养状况的个体性会为营养支持方案带来困惑，所以可能会引发一些潜在风险。

二、蛋白质 - 能量营养不良

临床营养不良患者中有一类人是因为摄入的能量和蛋白质不足而导致的营养不良，这种营养不良被称为蛋白质 - 能量营养不良（protein - energy malnutrition，PEM），通常表现为机体的代谢、器官功能及身体成分（蛋白质、脂肪等）发生变化，PEM 主要发生于5 岁以下的儿童，在儿童中表现为夸希奥科症（Kwashiorkor）、消瘦（marasmus）和营养性侏儒症（dwarfism），除此之外疾病或者创伤也是导致 PEM 的重要原因。

PEM 通常是由于缺乏足够的营养素摄取而引起的，在 5 岁以下儿童和老年人中较为常见。这类 PEM 通常被称为原发性 PEM，可通过营养治疗逆转因原发性 PEM 导致的机体功能和身体组成的改变，但是原发性 PEM 随着营养不良持续时间的延长会使器官功能和生长发生不可逆变化，因此对于这类营养不良应当尽早进行营养治疗。

继发性 PEM 是由改变食欲、消化、吸收或营养代谢的疾病引起的，可分为三大类，但此三类原因通常叠加而具有一定的交集，主要包括：①影响胃肠道功能的疾病，如消化道手术或者肠胃功能紊乱；②消耗性疾病，如肿瘤；③危重疾病，如胃肠疾病，因为消化不良、吸收不良或淋巴阻塞的缺陷（表 3 - 1）引起 PEM。因为胃肠功能导致的 PEM 通常可以通过饮食管理、肠内营养或肠外营养提供足够的营养支持而恢复到正常状态。消耗性疾病，如癌肿瘤、获得性免疫缺陷综合征（AIDS）和风湿性疾病在发病时体重和肌肉质量呈非自愿减少主要是因为：①因胃肠道功能紊乱和代谢异常导致的厌食制式营养摄入不足；②因调节激素、细胞因子引起的全身炎症反应而导致代谢紊乱。代谢紊乱患者肌肉质量的改变大于单纯因为饥饿或半饥饿原因引起的改变。在炎症得到纠正之前肌肉质量不能通过营养支持恢复。营养治疗后通常体重增加，但是通过身体成分分析可以看出主要是脂肪质量和水分增加，而肌肉质量几乎没有变化。危重病患者的代谢变化更为明显，主要表现为能量消耗增加，改变了内生葡萄糖生成、脂肪分解率及蛋白质分解，因此危重患者的蛋白质和能量需求增加，积极的营养支持可改善患者的营养状况，但是在疾病没有被干预之前并不能阻止肌肉质量的减少。

表 3 - 1　消化不良和吸收紊乱

原发异常	病理生理学	代表性疾病
黏膜前损伤	胰腺功能不全	慢性胰腺炎
	细菌过度生长	囊性纤维化
		胰管阻塞
		运动性疾病
	胃排空及小肠转运快	盲袢综合征
		小肠憩室
		胃切除手术综合征
黏膜损伤	肠功能不全综合征	肠切除术 面筋敏感肠病 免疫增生小细胞 肠病 放射性肠炎 肠缺血 克罗恩病 艾滋病肠病

续表

原发异常	病理生理学	代表性疾病
黏膜后损伤	淋巴堵塞	先天性肠淋巴管扩张症 米尔罗伊病 继发性肠淋巴管扩张症 腹膜后癌 淋巴瘤 腹膜后纤维化 慢性胰腺炎 结核病 结节病 惠普尔病 缩窄性心包炎 慢性充血性心力衰竭

儿童 PEM 与成人不同，因为它影响生长发育。通过对发展中国家的研究和观察发现，发展中国家因为贫穷、食物供应不足和卫生条件不达标而导致 PEM 的发生率较高。世界卫生组织（WHO）考虑到营养不良对儿童生长的影响，对营养不良进行了详细的定义，通过身高/体重和年龄（发育迟缓）- 身高与正常标准相比较，对儿童的营养状况进行评估，以确定是否属于 PEM。儿童 PEM 的三个主要临床症候群的特征见表 3 - 2。这三个综合征可以单独存在也可以共存于同一患者。由于身高在患病儿童中难以准确测量，体重的准确测定取决于所采用的量具，因此建议在设施不足的地区使用中上臂围作为指标进行筛查。

表 3 - 2　儿童蛋白质 - 能量营养不良症候群特征

特征指标	夸希奥科症	消瘦	营养性侏儒症
体重/年龄（%）	60 ~ 80	< 60	< 60
体重/身高	正常或下降	明显下降	正常
浮肿	存在	无	无
情绪	易怒、冷漠	警觉	警觉
食欲	差	佳	佳

成人 PEM 的诊断与儿童不同，因为成人不再长高。因此，成人营养不良导致消瘦而不是发育迟缓，可以通过确定 BMI 来评估（表 3 - 3）。此外，虽然夸希奥科症和消瘦可发生在成人，但大多数对成人 PEM 的研究已经评估了住院患者继发性 PEM 和共存疾病或损伤。目前临床上用于评估住院成人患者 PEM 的方法将营养评估从诊断工具转移到预后工具，以试图确定哪些患者能从营养治疗中受益。因此，常见的营养评估参数受非营养因素的影响，这使得很难将疾病本身的影响与营养素摄入不足的贡献分开。目前，

还没有"黄金标准"来确定住院患者的 PEM，最常用的方法包括仔细的病史、体格检查和实验室检查。

表 3 - 3　成人 PEM 与 BMI 的关系

BMI	营养状况
18.5 ~ 24.9	正常
17.0 ~ 18.4	轻度营养不良
15.0 ~ 16.9	中度营养不良
< 15.0	重度营养

营养不良造成的临床后果显而易见，Hiesmayr JM 等人在 2006 年第 28 届 ESPEN 年会上公布了一项来自欧盟的研究，该研究从 2006 年开始对欧盟成员国范围内 25 个国家的 748 个医院的 16 455 例住院患者的营养状态进行调查。通过问卷调查研究这些患者的实际营养状态和日常营养情况。入院时有 1/3 的患者是营养状态良好，其余患者均出现不同程度的营养不良。通过为期一个月的调查发现，营养不良患者的住院时间平均延长约 50%，死亡率是营养充足组患者的 2 ~ 3 倍。住院期间因营养不良而体重下降的患者预后持续恶化。此后几年的临床营养研究结果与上述披露结果类似，该项研究再次证明了营养不良对于预后具有极其重要的影响。

2008 年，Norman 等人对近期疾病与营养不良的相关研究进行回顾，结果表明营养不良与发病率成正相关，营养不良增加了死亡率和治疗成本。在英国，预计每年与营养不良相关的健康护理成本高达 130 亿英镑。

为了解决营养不良造成的不良后果，临床上采用口服或者管饲 FSMP 对患者进行干预或者治疗。在临床中对于营养不良的干预通常通过饮食咨询、强化食物、ONS、部分肠外营养/肠内营养及肠外营养实现。国外一项研究显示，采用 ONS 可显著改善临床指标及患者预后。一项荟萃分析对 58 个临床研究共计 3883 名住院或者社区患者使用 ONS 的临床效果进行了统计，结果发现使用 ONS 具有以下几方面的作用：①可以有效地增加患者的能量和营养素摄入；②增加体重或者减少体重下降幅度；③机体功能改善（如肌肉力量、呼吸肌肉功能、活动、步行距离、幸福感、身心健康）；④死亡率下降；⑤并发症减少；⑥住院时间缩短；⑦治疗费用降低。

第二节　特殊医学用途配方食品的临床应用

FSMP 自商业化以来，在临床中的应用也越来越广泛，随着临床需求的不断增加，越来越多的产品得以开发为患者服务，产品的适应证也在不断增加，现有的近千种产品几乎覆盖了疾病急性期和康复期的所有应用场景，同时也覆盖了婴幼儿、儿童、青少年、成人各个年龄段。

FSMP 虽然属于食物，但是它与天然的食物有着显著区别，它是在疾病代谢特征和患者营养学特征前提下开发的具有特定配方和一定加工工艺的特殊产品，因此与普通食物具有本质的区别，所以应当具备一定的使用条件即适应证，同时在使用后可能会因产品自身问题或者患者个体情况而导致不同的不良反应，本章将重点介绍 FSMP 的适应证及并发症，为开发新产品提供理论支持。

一、特殊医学用途配方食品的适应证

FSMP 具有广泛的适应证，与药品类似，不同的产品具有不同的适应证，这因患者的营养需求和疾病的代谢特征不同而不同。从宏观角度讲，FSMP 的适应证是满足肠功能正常或者具有部分肠胃功能，但不能或不愿意摄入足够的食物以满足其营养需要的患者。从应用情况汇总分析可知，FSMP 可用于所有营养不良或者有营养不良倾向的患者。

一般来说，FSMP 有 3 种适应证：①因神经肌肉疾病导致的吞咽功能损伤或咽反射损伤。根据临床统计，此类病例占接受肠内营养的患者总数的 19%。一项调查研究表明，在老年患者中，最常见的肠内喂养指征是吞咽困难，主要还是因为神经退行性疾病在老年患者中属于高发疾病，从而导致吞咽功能减退。②患有高代谢或者恶病质的患者在通过单独进食无法满足营养需求时，可以采用肠内营养进行干预。③无法进食的患者（呼吸机依赖患者、术后患者、上消化道肿瘤患者）原则上可以考虑使用 FSMP 对其进行喂养以保证摄入足够的能量和营养素，根据临床研究，此类患者所占比例为总数的 11%。

对于 FSMP 而言，影响其具体适应证的主要因素包括配方和使用途径。产品配方不同 FSMP 适应证也不尽相同，以 FSMP 中的蛋白质来源为例，整蛋白配方的 FSMP 产品适用于肠胃功能健全的患者，产品如能全力®、能全素®、安素®等都属于整蛋白型产品；而短肽型产品（如百普力®）则适用于肠胃功能不健全的患者或者吸收功能不足的患者；除此之外还有以氨基酸为蛋白源的 FSMP，适用于对蛋白质过敏的患者，见于 1~10 岁儿童适用的产品。

使用途径不同 FSMP 适应证也可能稍有区别，根据使用途径的不同 FSMP 产品可分为口服（ONS）和管饲（TF）两类。本节将重点介绍 ONS 的适应证。

1. ONS 的适应证

当患者具备一定的吞咽的功能和无食道梗阻或无胃梗阻时，可采用 ONS 进行营养支持或者营养治疗，该途径为最佳选择途径，因为在使用过程中可以有效地刺激唾液中各种酶分泌，维持器官的正常运转。同时在口服过程中所分泌的各种酶具有强大的抗菌特性及助消化特性，因此采用ONS进行营养支持比采用TF更有优势，ONS可满足患者的全部营养需求。在实际使用过程中，多数用于不愿意或不能摄取足够正常食物的患者，额外添加ONS以进行有效的营养补充。

临床研究表明，术后口服补充剂有助于减轻体重、改善肌肉力量、减少体重，减少术后并发症。出院后继续补充已显示出更好的长期结果，在众多临床研究中已经发现ONS对严重营养不良的患者非常有效。

2006年，ESPEN的肠内营养指南（Enteral Nutrition Guideline）中包括ONS的推荐和使用。该指南基于最新临床研究证据编写而成，由国际专家组制定适用于各种疾病和营养支持的适应证，并为临床实践提供指导。

根据临床经验肠内营养产品通常用于：①围手术期的患者，如术前患有营养不良的患者及术后恢复的患者；②短肠综合征及难治性营养不良患者；③患有炎性肠炎的患者；④吞咽功能障碍及与疾病相关的营养不良患者，如阿尔茨海默病患者、脑卒中患者等；⑤高蛋白饮食的患者，如肾病透析患者、肾功能不全的肌肉减少症患者等。

ESPEN的肠内营养指南非常关注ONS在各种疾病和医疗条件下的使用，该指南根据人群特征、营养支持阶段和疾病特征对ONS进行了详细的指导，详见表3-4。

表3-4　口服营养补充的适应证（根据2006年ESPEN的肠内营养指南）

老年患者
◆ 营养不良或有营养不良风险的虚弱的老年人
◆ 髋骨骨折后或外科整形手术后
◆ 压疮患者
◆ 痴呆患者

感染艾滋病和其他慢性疾病正处于消瘦期的患者
◆ 体重或体细胞质量显著下降（3个月内 >5%），未进行营养咨询
◆ BMI < 18.5 kg/m^2
◆ 因感染导致营养不良
手术——术前
◆ 存在重度营养风险的患者——1个月内体重下降 >10% ~15%，或BMI < 18.5 kg/m^2，或主观综合评价（SGA）等级为C或人血白蛋白 <30 g/L，大手术前10~14天进行肠内营养支持
手术——术后
◆ 胃肠术后尽早（几小时内）给予ONS

器官移植
◆ 移植前营养不良
◆ 移植后尽早给予营养

非手术治疗肿瘤
◆ 存在营养不良或食物摄取显著下降 > 7 ~ 10 天
◆ 头颈部和其他胃肠癌的放疗期间
◆ 因营养摄入不足引起体重下降的患者

克罗恩病
儿童
◆ 急性期：ONS/TF 被认为是一线治疗
◆ 营养不良和发育迟缓的治疗
成人
◆ 急性期：ONS/TF 可作为类固醇治疗失败的唯一疗法（可作为营养不良患者或肠道炎性狭窄患者的联合治疗）
◆ 持续肠道炎症的缓和期

溃疡性结肠炎
◆ 营养不良或溃疡性结肠炎急性期营养摄入不充足

短肠综合征
◆ 维持期若单独靠普通食物不能维持正常的营养状态时

肝病——酒精性脂肪肝、肝硬化、肝移植和手术
◆ 通常是当常规营养不足时

不复杂急性肾衰竭
◆ 当常规营养不能满足估算的营养需求时

慢性肾衰竭（非透析）
◆ 保守治疗期：当不能给予充足的普通营养时（≤5 天），首选 ONS 干预

持续血液透析
◆ 营养不良患者——BMI < 20 kg/m^2，6 个月内体重下降 > 10%，人血白蛋白 < 35 g/L，血清白蛋白 < 300 mg/L

慢性阻塞性肺疾病
◆ 联合运动和蛋白同化剂治疗

慢性心力衰竭
◆ 心源性恶病质

2. FSMP 的依从性

临床使用依从性一直是临床应用的热点，经过大量的临床研究发现，影响依从性的因素主要包括：①口感，影响依从性的主要因素；②使用量，单次使用量越少，其依从性越高；③使用环境和使用方式，研究发现在医院使用的依从性要高于家庭。

（1）口感　ONS 虽然是最简单的营养支持途径，使用方便，但是依然存在依从性的问题。根据研究表明，口感是影响 ONS 使用依从性的首要因素，因为此类产品均采用不

同原料经过一定的加工工艺制备而成，由于原料或工艺的原因，导致其口感与天然食物仍然存在显著差异，尤其是处于疾病状态下的患者因为心理或者病理原因导致对食物的要求更高，因此良好的口感有利于促进患者按时按量地使用 ONS。P. Darmon 等人对不同类型的 ONS 在临床中使用的选择比例进行了探索，研究发现奶基型的 ONS 在临床使用中的比例远远大于其他类型的产品（如果汁型），详见图 3 - 2。

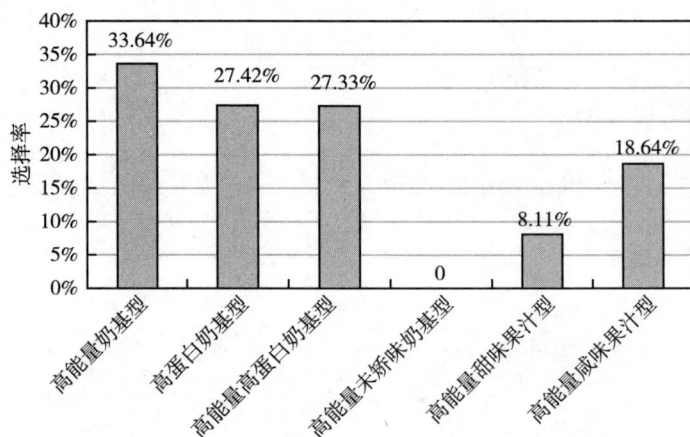

图 3 - 2　不同类型的 ONS 产品在临床中的应用情况

（2）使用量　即在目标能量摄入情况下产品的摄入量，能量密度越高，摄入的体积越小，因此与使用量最相关的因素为能量密度，该因素对临床使用依从性的影响仅次于口感。比如当患者仅以口服营养补充剂作为唯一营养源时，以市面上常见的能量密度为 1.0 kcal/mL 的产品为例，按照人均摄入 1800 ～ 2100 kcal 能量计算，则需要使用1800 ～ 2100 mL，平均每餐需要服用 600 ～ 700 mL，导致单次服用体积过大而使患者依从性降低。因此众多厂家开发出了更高能量密度的产品，比如目前临床上的 ONS 能量密度主流为 1.5 kcal/mL，也有部分产品的能量密度大于 2.0 kcal/mL。在临床中使用1.5 ～ 2.0 kcal/mL 的产品会减少 1/3 ～ 1/2 的使用量，能大大提高患者依从性。以纽迪希亚的 Nutilis Complete Stage 1 为例，这是一款为吞咽功能障碍患者设计的产品，其能量密度高达 2.4 kcal/mL，补充人体日均能量需求 1/3（约 600 kcal）仅需要使用 2 瓶（125 mL/瓶），与瑞素®相比（能量密度 1.0 kcal/mL）食物摄入量减少了约 60%，这不仅大幅度降低了患者使用量，也减轻了护理人员的工作量，缩短了喂食时间，适合食欲差的患者。除此之外，高能量密度产品便于临床进行液体摄入管理的患者使用（如慢性肾病、心脏病等）。

G. P. Hubbard 等人对不同能量密度产品的依从性进行了相关研究，结果发现，能量密度越高，依从性越好，高能量密度产品（能量密度 >2.0 kcal/mL）依从性达到了 92%，而标准 ONS（能量密度 1.0 ～ 1.3 kcal/mL）的依从性仅为 78%，结果见图 3 - 3。

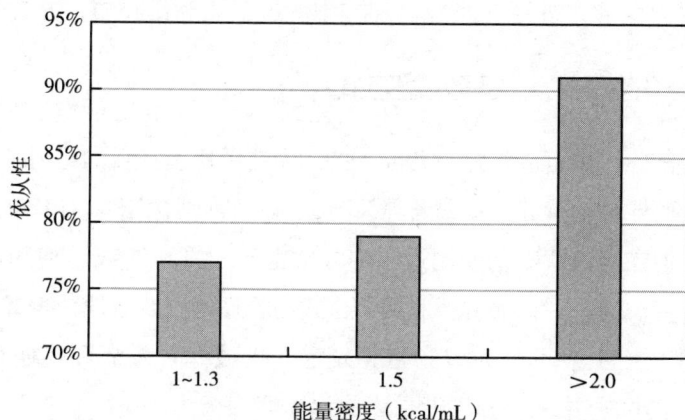

图 3 - 3　不同能量密度产品的依从性研究

（3）使用环境和使用方式　患者在不同的环境中使用 ONS 可能带来不同结果，在医院中，因为有专业的医生和护士对患者进行教育，因此患者对产品的使用接受度更高，同时在使用过程中，部分医院的护理人员将产品倒入小杯中，再由护理人员送至患者处，由于该操作模式使其看起来更像是药品，因此患者的依从性较好。而在家庭中，由于缺乏专业人员对患者的教育，同时因为这类产品的口感确实不如天然食物更可口，因此往往患者依从性较差。除此之外，使用方式也会影响患者的依从性，少量多次的使用方式因避免了一次性摄入大量肠内营养产品导致的一些不可预见的并发症（腹泻、呕吐、胃胀等）而更易让患者接受。

3. FSMP 的选择

FSMP 的选择通常根据患者的个人状况（包括身体状况和营养状况）或者是疾病的代谢特征而定，最简单的原则是如果能够口服就选择 ONS，不能口服则采用 TF 的方式进行营养素和能量的补充。在此基础上再根据疾病的代谢特征进行产品的二次选择，比如需要控制液体摄入或者应激性代谢的患者，应当选择高能量密度产品，能量密度可选 1.5 或 2.0 kcal/mL，甚至更高的产品。若患者需要补充足够的蛋白质时，则需要选择高蛋白产品，如 Fresubin® 2 kcal Drink 便是一款适合液体摄入限制且需要补充蛋白质患者的产品，根据其说明书蛋白质含量均达到 10 g/100 mL，能量密度高达 2.0 kcal/mL，可以用于腹膜透析或者持续性血液透析的慢性肾脏病患者。

在根据患者状况和疾病代谢特征对宏量营养（脂肪、蛋白质、碳水化合物）进行确定之后，还应当对配方中的其他营养素做深入分析，以确定是否适合患者使用，比如慢性肾病患者由于肾小球滤过能力下降，其代谢能力和功能已大大减弱，容易使有些营养素在体内蓄积而产生毒性，因此对于慢性肾病透析患者所用的 FSMP 应当特别注意磷元素的含量。国外有研究表明，血磷升高 1 mg/L，则死亡率会增加约 18%，因此需要注意配方中的磷元素含量，除此之外还应当控制配方中的电解质和矿物质，并补充适量维生素。

二、肠内营养的并发症及其处理方式

肠内营养是目前临床中营养治疗或营养支持的主要手段，其目的是为了纠正因患者不能或不愿意自主进食而导致的营养不良或营养风险，与天然食物相比具有营养素全面及营养素摄入准确的优点，但在肠内营养的使用过程中常常由于配方和（或）使用部位和方法的不当而引起一些并发症。通过对产品选择和使用方式的管理可以有效地减少或者避免并发症。

肠内营养的并发症主要可分为胃肠道并发症、机械性并发症和代谢性并发症，此三类并发症在临床中的区别并不十分清晰，因此诊断病因极为关键。

1. 胃肠道并发症

（1）腹泻　肠内营养使用过程中最常见的并发症，其发生率根据肠内营养的使用方法不同而不同，根据统计腹泻发生率为2%～63%。腹泻不是肠内营养的固有并发症，如果适当使用肠内营养，充分考虑到使用部位和使用速率是可以有效预防腹泻的。

从产品配方角度来讲，配方中的成分和产品渗透压是影响腹泻的主要原因，比如若配方中含有一定的乳糖，部分患者则可能因为乳糖酶缺乏而导致腹泻；还可能因为患者自身的器官功能障碍或者不全，导致胰液分泌不足以及胆汁分泌减少或排出受阻，不完全消化的食物及未经消化的脂肪、蛋白质及碳水化合物留在肠腔内成为不能吸收的溶质从而导致腹泻。所以在肠内营养产品的选择上应当依据患者的个体情况选择合适的配方。

从肠内营养产品的使用方法来讲，减少肠内营养产品对胃肠道的刺激是减少或者避免腹泻的有效手段。使用时应注意以下几个方面。

控制营养液的浓度及渗透压：应从低浓度开始，再根据胃肠道适应情况逐渐增加，以免引起胃肠道不适导致腹泻。

控制滴注量及速度：从少量开始，250～500 mL/d，5～7天内达到全量，输注速度以30～40 mL/h开始，视适应程度逐步加速并维持滴速100～120 mL/h。

调节营养液的温度：以接近体温37～39℃为宜。过烫可能灼伤胃肠道黏膜，过冷则刺激胃肠道引起肠痉挛、腹痛或腹泻。

避免营养液污染、变质：营养液应现配现用，并且控制单剂量的使用时间，避免因微生物污染而导致腹泻。

（2）恶心和呕吐　约有20%的患者在使用肠内营养时会感到恶心和呕吐，虽然因素众多，但是最常见的原因是胃排空延迟。胃排空延迟也称胃潴留，分为器质性与功能性两种，前者包括消化性溃疡所致的幽门梗阻，及由胃窦部及邻近器官的原发或继发性肿瘤压迫、阻塞所致的幽门梗阻。功能性胃潴留多由于胃张力缺乏所致；此外，胃部或其他腹部手术引起的胃动力障碍、中枢神经系统疾病，糖尿病所致的神经病变，迷走神经切断术等均可引起本病；尿毒症、酸中毒、低钾血症、低钙血症、全身或腹腔内感染、剧烈疼痛、严重贫血及抗精神病药物和抗胆碱能药物的应用也可致本病。因为恶心、呕吐的原因使部分意识不清醒的患者增加了吸入性肺炎（aspiration pneumonia）的风险，因此在临床中要及时观察患者是否具有腹部不适和（或）腹胀感。如果怀疑胃排空延迟，可以考虑减少镇静药物，改用低脂配方，降低输注速率，给予促进肠胃蠕动的相关药物。

Billeaud. C 等人对 42 名 0～1 岁婴儿采用不同配方的乳粉进行喂养研究，结果发现采用乳清蛋白为主的配方更易被消化，其在 120 分钟内的胃内残留量比采用酪蛋白喂养低 13%，这主要是因为乳清蛋白更易消化的原因，减少胃排空延迟现象，从而降低了恶心和呕吐的概率，对于恶心和呕吐除了使用更易消化的配方外，还可以减少单次使用量或延长使用间隔时间，以减少不良反应的发生率。结果见图 3－4。

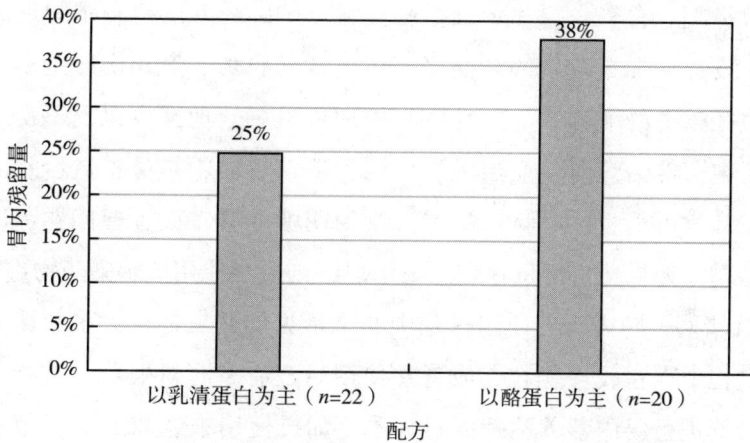

图 3－4　不同配方的产品在 120 分钟内的胃内残留量

（3）便秘　引起便秘的原因主要是运动减少、胃肠运动减少、进水量减少（热量密集型）、嵌塞或缺乏膳食纤维。在长期肠内营养的使用过程中，便秘是比较常见的不良反应之一，在使用肠内营养产品作为单一营养源时尤为严重，因此在肠内营养使用过程中需要根据患者的情况，及时更换富含膳食纤维的肠内营养产品或者额外增加可溶性膳食纤维（如菊粉、低聚果糖等）的摄入，同时在患者身体状况允许的情况下增加水分的摄入。在采取以上措施都不能得到完全缓解的情况下，需要使用粪便柔软剂或肠兴奋剂类药物。

2. 机械性并发症

（1）吸入　在使用肠内营养时，如果肠内营养产品不慎吸入肺部会带来非常严重的不良后果，严重者可能危及生命，这是肠内营养使用过程中的并发症之一，发病率为 1%～4%。症状包括呼吸困难、呼吸急促、喘息、心动过速、躁动和发绀。在使用肠内营养产品过程中，如果患者发烧，则可能是由于反流、呕吐等原因使少量胃内容物进入肺部而引起的吸入性肺炎的迟发症状，因此在临床使用过程中必须严格监控患者状况。

引起吸入性肺炎的危险因素包括：①意识水平下降；②呕吐反射减少；③神经系统损害；④食管下括约肌功能不全（减退）；⑤胃肠反流；⑥患者采用仰卧位；⑦使用的喂养管直径较大；⑧胃排空延迟或胃残留物多。

为了减少吸入的风险，应在使用肠内营养产品过程中对胃残留物进行评价，确定肠内营养的合理输注速率，并且采用促胃肠动力药物予以干预。在临床研究过程中发现，采用鼻－空肠管饲的患者其吸入性肺炎发生率相对较少，因此在高危患者中可作为首选方案。另外在使用肠内营养过程中让患者的床头抬高，保持半卧位（45°）也可以减少吸入性肺炎的发生率，但采用半卧位时需要注意尾椎压疮的发生。

（2）喂养管相关的不良反应　喂养管位置不正常可导致出血或气管、薄壁组织或胃肠道穿孔，该并发症通常可以通过训练有素的工作人员和适当的放置减少发生。喂养管的存在可能导致鼻咽、食管、胃和十二指肠接触点的坏死、溃疡和脓肿形成，同时还会引发上下气道并发症，加重食管静脉曲张、坏死性筋膜炎、瘘和伤口感染，因此在临床中选择柔软的直径较小的喂养管，并且精心护理可以有效地减少以上不良反应。当患者需要长期使用肠内营养治疗时，应当优先使用胃造口管而不是鼻胃造口管。胃造口部位也存在出现并发症的可能性，一旦产生漏液则说明喂养管功能存在问题，应当根据实际情况进行相应处理，如果造口部位存在感染情况，则应当使用抗感染药物进行治疗。

（3）喂养管堵塞　肠内营养使用过程中非常常见的并发症。大多数堵塞是因为肠内营养产品调配过程中存在较大颗粒，或者在使用后没有及时对喂养管进行冲洗或冲洗不足。在采用鼻胃管进行肠内营养治疗的过程中，如果使用未经加工（灭菌）的非全营养FSMP（蛋白质组件），则比较容易发生堵管现象，因为蛋白质输送到胃后在胃酸的作用下容易变性而凝结成块状，因此鼻胃管末端可能堵塞，另外使用直径较小的喂养管喂养黏度较大的肠内营养产品时也容易发生堵管现象。因此在营养治疗过程中应当选择蛋白质性质更加稳定，或者已经经过加工处理不易变性的产品，同时根据所使用产品的黏度大小选择与之匹配的管径可以最大限度地减少喂养管堵塞。

药物治疗也是造成阻塞的原因之一，部分药物在特定情况下可能会产生结晶、沉淀从而造成喂养管堵塞，除此之外喂养管扭结也是原因之一。喂养管堵塞与管径、护理质量、置管方式（空肠造口术与胃造口术）及置管时间均有相关性。

在临床中更换新的喂养管不仅增加医疗成本，也会加重患者的不适感，因此在实际临床中及时疏通阻塞的操作通常优于更换新的喂养管。有经验的护理人员通常使用各种方法疏通喂养管，临床中常用的方法有温水冲洗、加压冲洗、使用胰腺酶和碳酸氢钠溶液，以帮助"消化"沉淀物疏通堵塞。

用于肠内营养治疗的 FSMP 产品的能量密度一般为 0.5～1.0 kcal/mL，当患者需要进行液体摄入管理的时候优先采用 1.5 ~ 2.0 kcal/mL 的产品，但能量密度越高，其黏度也可能越大，可能会增加喂养管堵塞的风险。

3. 代谢并发症

根据统计，肠内营养的代谢并发症与肠外营养期间的非常相似，比如易发低钠血症、高钠血症、高磷血症、低磷血症、再喂养综合征（refeeding syndrome）等并发症，但其发病率和严重程度均相对较低。在临床中有效地护理有助于减少或防止此类问题的发生，临床常见的代谢并发症及应对方案见表 3 – 5。

表 3 – 5　肠内营养常见代谢并发症及应对方案

并发症	原因	解决方案
低钠血症	水分摄入过多	更换配方并限制水分摄入
高钠血症	水分摄入不足	增加水分摄入
脱水	腹泻	查找腹泻原因
	水分摄入不足	增加水分摄入
高血糖症	能量过剩	重新评估能量摄入
	胰岛素不足	调整胰岛素剂量
低钾血症	再喂养综合征	调整钾离子消耗
	腹泻	查找腹泻原因
高钾血症	钾摄入过多	更换配方
	肾功能不足	
低磷血症	肾功能不足	增加磷摄入
高磷血症		更换配方

肠内营养在实施的过程中所伴随的并发症与肠内营养的配方、使用方式及使用时间有着密切的关系，因此为了减少临床中的并发症，应当根据患者的情况及时调整配方、使用方法及喂养时间，同时在实施肠内营养期间需要对患者进行严密的监护，以降低并发症的发生率。

三、特殊医学用途配方食品的应用策略

FSMP 应用的策略一般来讲就是要满足患者在特定情况下的营养素需求，同时应当尽可能地减少并发症。

蛋白质被称为生命之源，参与身体生命活动中所有过程，其重要性不言而喻，除此之外所有的生命活动都需要消耗能量，因此充足的能量是保证生命活动的基础。在 FSMP 应用过程中，尤其需要对蛋白质、能量及水分的摄入进行合理的计算以满足患者的个体

化营养需求。详细情况见表 3 −6。

表 3 −6 能量和蛋白质的不同临床状态下对 FSMP 的需求

	临床状态	推荐量
蛋白质	维持	$1.2 \sim 1.5 \ g/(kg \cdot d)$
	应激	$1.5 \sim 2.0 \ g/(kg \cdot d)$
	维持	$25 \sim 30 \ kcal/(kg \cdot d)$
能量	应激	$30 \sim 40 \ kcal/(kg \cdot d)$
	脓毒症	$40 \sim 50 \ kcal/(kg \cdot d)$

上表中所描述的为一般情况，但在临床实践中因为疾病的复杂性或特定情况导致患者对不同营养素的需求并不相同，此时应当遵循个体化营养治疗的理念，对患者所需的各种营养素进行有效补充。

四、特殊医学用途配方食品的配方选择

FSMP 配方主要依据患者的消化、吸收功能而选择，总体包括以下几个因素：①患者肠胃功能状况；②患者是否需要液体摄入；③能量需求；④便秘；⑤特殊营养素需求。详见表 3 −7。

表 3 −7 FSMP 配方选择主要依据

因素	患者状态	配方选择
肠胃功能	正常	整蛋白类产品
	不正常	半要素型或要素型
液体摄入需求	有	高能量密度配方
	无	普通配方
高能量摄入需求	有	高能量密度配方
	无	普通配方
便秘	有	含纤维配方
	无	普通配方
特殊营养素需求	有	特殊配方
	无	普通配方

FSMP 产品的营养素种类与普通食物并无区别，均由蛋白质、碳水化合物、脂肪、微量元素、维生素、矿物质和水这七大营养素组成，但 FSMP 中的各项营养素根据疾病代谢特点进行了科学的配比。比如 FSMP 配方中的蛋白质可以来自牛奶蛋白、乳清蛋白、短肽及氨基酸中的一种或者多种，配料来源不同，对患者的消化、吸收功能要求也也会不同，这就导致产品的使用场景也会不同。以蛋白质为例，其对消化功能的临

床要求见表 3 – 8。

表 3 – 8　不同蛋白质来源与消化功能的关系

蛋白质种类	蛋白质来源	对消化功能的要求
整蛋白	牛奶蛋白	要求胰酶正常
水解蛋白	乳清蛋白、大豆蛋白	无消化要求，需要完整的肠刷状缘膜吸收
氨基酸	氨基酸	无消化要求，不需要完整的肠刷状缘膜吸收，被动吸收
不完全氨基酸	支链氨基酸	肝或肾衰竭

五、特殊医学用途配方食品使用路径的选择

FSMP 喂养路径的选择取决于基础病理、预期营养治疗时间和患者的偏好。喂养路径分为口服和管饲两种路径，口服路径一般用于能够自主进食的患者，而管饲则多用于无法自主进食或不愿自主进食的患者。详细的路径选择决策树见图 3 – 5。

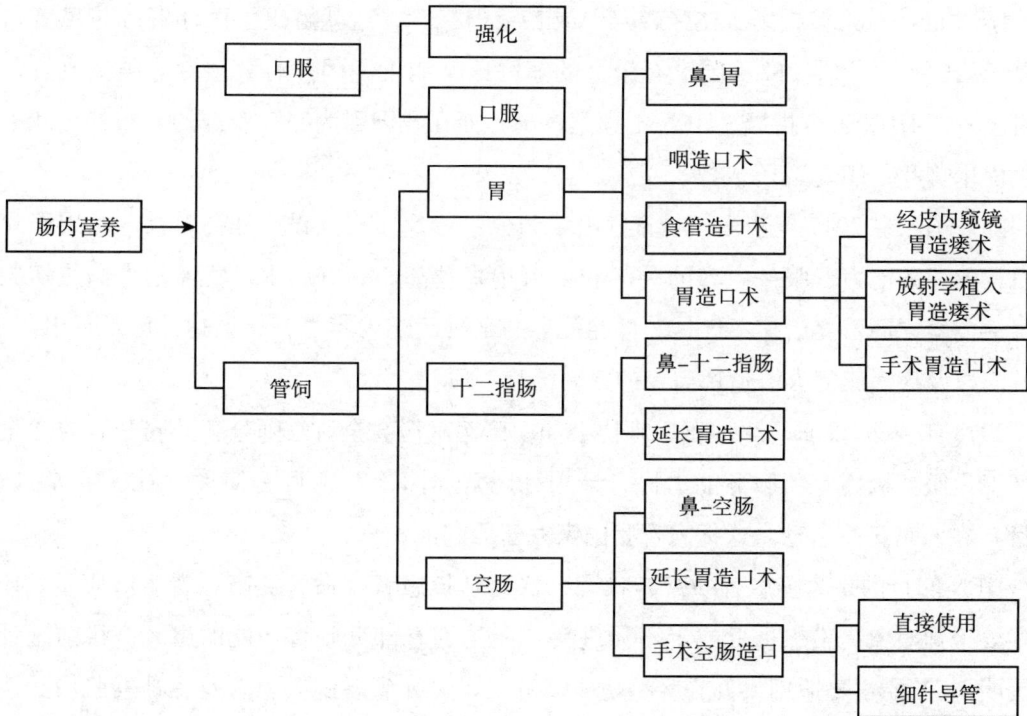

图 3 – 5　FSMP 使用路径选择

第三节　家庭肠内营养的意义

家庭肠内营养（home enteral nutrition，HEN）是指在专业营养小组人员的指导下，对

病情较平稳的患者，在家中通过进食或经肠内摄取营养的一种营养支持方式。在国外 HEN 多指口服进食不足或者受限需要额外通过管饲进行营养补充的方案。

HEN 的特征：①必须在专业的营养小组指导下使用；②营养支持的场所为家中；③适用于肠胃功能基本正常，但正常饮食不能满足营养需求的患者。

HEN 分为短期营养支持和长期营养支持，前者主要用于围手术期患者的康复，而后者主要用于长期卧床且不能自主进食的患者、意识模糊或者丧失的患者，或者因为疾病造成器官功能障碍（如吞咽功能减退、梗阻）的患者。

与 HEN 相对应的另外一种家庭营养方式是家庭肠外营养（home parenteral nutrition，HPN），是指专业的人员在患者家中对其进行肠外营养支持，需要专业的技术人员对患者进行护理。对比这两种方式，HEN 更加简便、安全，是目前的主要方式。据统计，在 20 世纪 90 年代，美国采用 HEN 进行干预的患者是采用 HPN 患者总数的 3.5 倍，每 10 万人中就有 415 人采用 HEN 进行营养干预。

HEN 的特点是实施场所在患者家中或者疗养机构，这就解决了医疗资源与患者营养康复矛盾的主要矛盾。欧美国家有较好的家庭医生制度，因此有大量专业医生或者营养师对患者的 HEN 进行指导，HEN 干预率较高；而在我国因为医疗资源的分布特点和家庭医生尚未普及，HEN 尚不成熟。

随着国家在 2017 年全面推行家庭医生和分级诊疗体系建设，社会对社区基层医疗服务机构的业务能力、服务内容的关注和要求越来越高。一直以来，营养是人们热切关心的生活内容，而营养治疗不仅是老百姓关心的全科医学内容之一，也是社区常见老年病、慢性病以及疾病康复人群迫切需要的重要治疗手段。

2018 年 4 月 10 日，由中国医师协会和中国医师协会全科医师分会共同开展的"全国社区卫生服务机构专项服务能力提升计划社区营养门诊"项目（简称"社区营养门诊"项目）在北京正式启动。这标志着我国家庭营养起航。

HEN 的目的是改善患者的营养状态，从而延长患者生命、提高患者生活质量。HEN 的主要干预对象为不想进食或者不能进食，但是拥有部分肠胃功能的患者，目前统计结果表明 HEN 的主要适用人群为吞咽功能障碍患者、肿瘤恶病质患者及患神经肌肉疾病的患者，其中吞咽功能障碍患者是常见的 HEN 干预对象。

Stanislaw Klek 等人对 456 位进行 HEN 的患者研究，发现 HEN 可以显著降低感染并发症的发生率，缩短住院时间及医疗费用。

影响 HEN 效果的因素主要为疾病和年龄。一项来自美国的研究表明，在经过为期一年的 HEN 干预后所有患者中有 48% 死亡，其均患有吞咽功能障碍的患者，所有患者中约有 25% 的患者继续进行 HEN 干预，而约有 19% 的患者可以转为口服途径的 HEN，从以上研究可以看出，吞咽功能障碍是造成患者死亡的主要因素。除了吞咽功能，年龄也是影响 HEN 存活率的因素之一，一项研究结果显示年龄大于 65 岁的患者进行 HEN，一年后的生存率为 46%，而年龄小于 25 岁的患者生存率则高达 89%，这是因为年龄和吞咽功能相关，有研究表明年龄大于 75 岁的患者吞咽障碍的发生率是 65 岁患者的 3~4 倍。

在欧美发达国家，HEN 相对比较普遍，在美国 2013 年每百万人口中就有 1365 人采用管饲的形式进行营养干预，约为 1995 年接受 HEN 干预人数的 3 倍，而据英国官方统计，2010 年采用 HEN 干预的患者比 2009 年增加了 5%，除了在家里进行 HEN 外，在养老院也有大量 HEN 支持的情况，如在美国入住养老院的人群中有 2%~34% 进行 HEN，而且持续时间相对较长，研究表明有大约 71% 的患者进行了跨年度的营养支持，因为营养支持也大幅度提高了生存率，从早期的 40%~55% 提高到了 82%。一个 10 项临床研究的荟萃分析对 2000 年 1 月~2016 年 4 月的研究文献和电子数据进行汇总，结果发现在有营养支持小组的情况下可以有效地降低医疗成本，同时能增强临床效果（如降低再入院率、降低死亡率），提高生活质量。

第四节　家庭肠内营养的适应证及支持途径

一、HEN 适应证

HEN 是肠内营养的一个分支，主要针对慢性病患者和在家中康复需要营养支持的患者，其适应证与肠内营养适应证并无本质区别，仅仅是使用场所发生了改变，HEN 的主要适应证是神经系统疾病和肿瘤，除此之外常见的适应证还包括老年性疾病、获得性免疫缺乏综合征、消化系统疾病等。详细的适应证包括：脑血管疾病（cerebrovascular disease）、头颈癌（head and neck cancer）、大脑性瘫痪（cerebral palsy）、先天性障碍（congenital disorders）、运动神经元病（motor neuron disease）、囊性纤维化（cystic fibrosis）、多发性硬化（multiple sclerosis，MS）、发育停滞（stasimorphy）、创伤（trauma）、运动障碍（motility disorders）、克罗恩病（Crohn's disease）、缺血性肠病（ischemic bowel disorders）、帕金森病（Parkinson's disease）、妊娠恶阻（hyperemesis gravidarum）、痴呆（dementia）、胰腺炎（pancreatitis）、食管癌（esophageal cancer）、慢性梗阻（chronic obstruction）、胃癌（gastric cancer）、获得性免疫缺陷综合征（acquired immune deficiency syndrome，AIDS）、胰腺癌（pancreatic cancer）。

以 Xavier Hébuterne 为首的 ESPEN 家庭人工营养支持小组对欧洲 8 个国家的 23 个研究中心的 1397 名 HEN 患者进行了统计，研究发现在所有患者中，神经系统疾病的患者占比最多，达到了 44.3%，其次是头颈癌患者，占比 30.2%，详细情况见图 3-6。但是不同国家或者地区的情况有所不同，Xavier Hébuterne 和 Stéphane M. Schneider 对 1996~1999 年在英国采取 HEN 的患者进行统计，结果肿瘤患者仅有 137 位，而因患有神经系统疾病而进行 HEN 的患者数量达 5037 位；在意大利 1992~1999 年进行 HEN 的总人数为 7111 人，因肿瘤和神经系统疾病而进行 HEN 的患者数量分别为 1900 位和 1647 位，与英国的情况差异非常大。此外对研究数据进行统计分析，在欧洲进行 HEN 的患者总数比美国低 2~3 倍。

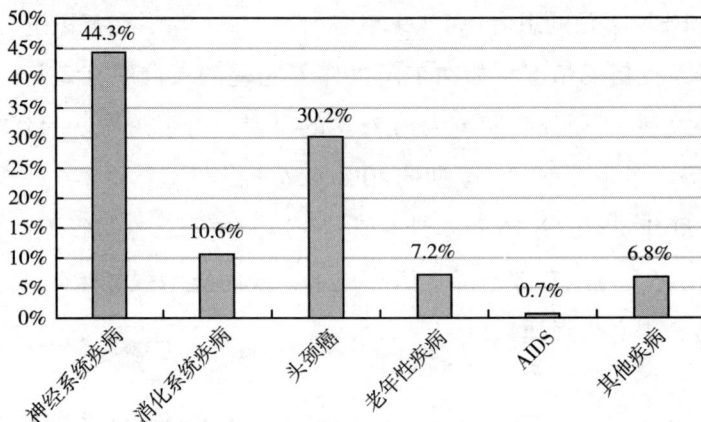

图 3-6　HEN 主要适应证

HEN 与年龄也具有相关性，Xavier Hébuterne 等人对 1397 名 HEN 患者的年龄进行分组统计，结果发现 40~65 岁是 HEN 的主要年龄段，占比大于 80%，详细数据见图 3-7。

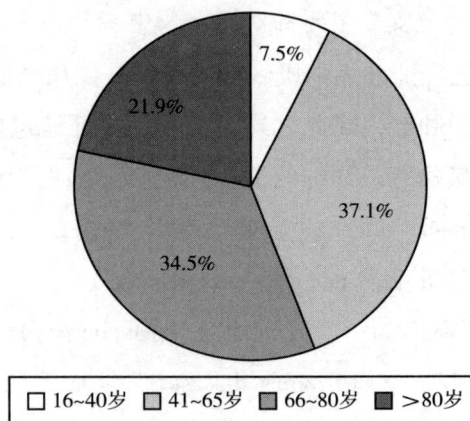

图 3-7　年龄与神经系统疾病发病率的关系

二、HEN 支持路径

对于 HEN，根据其给予方式不同可以分为家庭口服肠内营养（home oral enteral nutrition，HOEN）和家庭管饲肠内营养（home enteral tube feeding，HETF），其中 HOEN 适用

于能够自主进食的患者或者具有一定进食能力的患者，而 HETF 则适合不能自主进食的患者，需要通过鼻 - 胃管等方式给予营养支持。

对于需要进行 HETF 支持的患者，可以选择鼻 - 胃管、鼻 - 肠管、胃造口、空肠造口的途径给予营养支持。当胃功能健全时，优先采用鼻 - 胃管；当胃功能不健全或者具有吸入风险的时候，应当直接将肠内营养产品输注至结肠，可以使用鼻 - 肠管。当管饲的使用时间小于 30 天时，建议使用鼻 - 胃管，当需要更长时间的营养支持时，应当使用经皮内镜下胃造口、经皮内镜下空肠造口术。不同的给予方式各有优缺点，详见表 3 - 9。

表 3 - 9　不同肠内营养给予方式的优缺点

支持途径	优点	缺点
经鼻	①可床旁实施；②微创；③短时解决方案	不适合长期使用
经皮内窥镜	①在镇静麻醉下进行；②可视化，便于准确定位	①近端梗阻不可行；②如果透光不足可能导致失败
放射	①所需镇静剂量低于 PEG，可以用于呼吸道或心脑血管手术患者；②近端梗阻不受影响	食道、胃、十二指肠镜检查中不可同时进行
手术	①可在腹腔镜手术同时进行置管；②可放置直径更大的管路	①必须全身麻醉；②当使用福利导管时容易发生气球失效或劣管化

第五节　家庭肠内营养实施时的注意事项

HEN 与肠内营养一样都具有相应的不良反应，因此在实施的过程中需要考虑以下几个方面的问题：①患者的耐受性；②HEN 是否能够满足或者维持患者的营养需求？③HEN 是否能够改善或者提高患者的生活质量？④HEN 是否能够延长患者生存时间？

一、患者的耐受性

当患者肠胃功能不同，或者因为疾病、治疗导致患者不易接受肠内营养支持/治疗时，FSMP 的不良反应会在此类患者的使用过程中被放大，从而影响临床依从性，最终导致治疗效果欠佳，因此耐受性是影响肠内营养治疗效果的基础和关键，在长期营养支持时耐受性显得尤为关键。

HEN 的耐受性受多个因素影响，包括：①FSMP 的配方特点；②营养支持的方式（口服或管饲）；③患者的个体情况及 HEN 的操作与护理。

1. FSMP 的配方特点

FSMP 在使用过程中的耐受性与产品自身产生的并发症息息相关，而产品的配方特点和理化特点是引起并发症的重要原因。产品理化参数（渗透压、黏度、pH 等）影响并发症的发生率，如渗透压过高容易导致渗透性腹泻，黏度大容易使喂养管堵塞。以瑞素®为例，其渗透压为 265 mOsm/(kg·H$_2$O)，而 Fresubin®2 kcal Drink 的渗透压为 720~920 mOsm/(kg·H$_2$O)，属于高渗透压产品，因此在采用相同的输注速度时，后者出现渗透压性腹泻的概率要大于前者。

除此之外，配方中营养素的含量和种类与并发症也有重要相关性，比如配方中酪蛋白含量过高，将导致消化缓慢，有可能造成胃潴留而引起恶心、呕吐等并发症；配方中的脂肪供能比过高，在长期使用过程中可能导致高血脂；肠道细菌过度生长的患者再使用富含菊粉的产品可能会导致腹泻。

2. 营养支持的方式

在实施长期 HEN 前，应当分析最近 7 天的耐受性之后再制定相应的 HEN 方案。一项研究对因肿瘤或者神经系统疾病导致吞咽困难的 92 位患者和 14 位神经性厌食症患者的 HEN 支持/治疗耐受性进行了分析，所有患者均采用 PEG 进行管饲，研究结果表明，在 HEN 支持/治疗期间有 30 位患者表现出 33 种轻微的并发症，如局部炎症、造口泄露、造口周边疼痛、肠梗阻等；在实施 HEN 前 30 天内有 13 位患者出现了较为严重的不良反应，占总人数的 12.3%，并发症主要表现为肺炎、腹膜炎和胃出血。一项研究表明，在进行 HEN 支持/治疗时喂养管堵塞（发生率 30%）、喂养管移位（发生率 17%）、吸入性肺炎（发生率 20%）及局部感染（发生率 4.3%）是较为明显的并发症。一项为期 11 个月的临床研究对 70 位采用鼻-胃管营养支持的患者进行观察，由于喂养管造成的不适性引起患者躁动或者拔管的发生率比较高，达到 67%。与采用 PEG 进行支持相比，吸入性肺炎的发生率也较高，达到 43%，这与采用鼻-胃管直接将 FSMP 输注至胃部的速度和总量有关，可能造成胃潴留而导致恶心、呕吐，随之引起吸入性肺炎。

3. 患者的个体情况及 HEN 的操作与护理

研究发现影响耐受性的主要因素包括年龄、BMI、意识状态（是否痴呆）、支气管肺炎、血清蛋白含量。HEN 多采用管饲形式进行，因此 HEN 操作的规范性和护理也会影响并发症的发生率，从而影响耐受性。

Xavier Hébuterne 等人发现年龄 >80 岁，血清蛋白 <30 g/L，BMI <16.5，患有痴呆或肺部感染都会增加并发症的发生率，同时也增加了死亡率。

Barone M 等人在意大利也进行了一项研究，对 2007~2010 年进行 HEN 患者的住院记录进行统计，研究发现年龄与 HEN 并发症成正相关性，即年龄越大，并发症发生率越大，神经系统疾病患者进行 HEN 的并发症多于肿瘤患者。研究结果见表 3-10 和表 3-11。

114

表 3 – 10　年龄和疾病与并发症的关系（$n = 93$）

年龄（岁）	并发症发病率			
	机械性并发症	胃肠道并发症	造口相关并发症	代谢并发症
肿瘤				
≤55（$n = 9$）	0.76	0.25	0.76	—
56 ~ 75（$n = 20$）	0.56	0.24	0.08	—
>75（$n = 5$）	1.01	0.50	—	—
并发症率	1.28（$p < 0.04$）			
神经系统疾病				
≤55（$n = 11$）	1.27	0.12	0.51	0.06
56 ~ 75（$n = 33$）	0.78	0.11	0.37	0.02
>75（$n = 15$）	1.79	0.59	0.69	—
并发症率	1.77（$p < 0.04$）			

注：并发证率根据 Wilcoxon Mann – Whitney 检验得出。

表 3 – 11　年龄和并发症的关系（$n = 93$）

研究者	患者数	平均年龄	治疗天数总和	机械并发症	造口相关并发症	代谢并发症	肠胃并发症
Hull	45	64 ± 2	7875	0.78	0.09	—	0.37
BourdeL – Marchasson	58	80.7 ± 9.3	29069	—	0.52	—	0.24
Finocchiaro	136	62.1	37672	0.13	0.06	—	—
De Luis	365	56.4 ± 17	54039	—	0	0.12	0.16
Planas	2986	65.2 ± 19.7	564354	0.36	—	0.01	0.48
Martins	72	82.9 ± 10.4	23760	1.04	0.22	—	1.32
Barone M	101	65 ± 14.9	33608	0.93	0.39	0.02	0.23

　　HEN 的并发症是不可避免的，但是在进行 HEN 过程中加强对患者的护理、改善使用方法可以有效地减少并发症的发生率，从而提高临床依从性，增加耐受性。在进行 HEN 期间与管饲相关的并发症主要表现为腹痛、腹泻、活动受限及睡眠影响，J. Crosby 等人对 211 位进行长期 HEN 患者的不良反应进行了研究，结果发现在并发症中活动受限最为常见，达到 44%，研究结果详见图 3 – 8。

二、HEN 能否满足或者维持患者的营养需求?

　　HEN 支持的目标是为了改善出院患者的营养状况，因此合理的营养支持方案和护理是影响这一目标的关键因素。当摄入能量大于消耗能量时，患者获取了额外的能量，营养状况会得到改善，反之会持续恶化，因此在进行 HEN 之前应当估算患者的能量消耗。要制定合理的营养支持方案，不仅需要考虑能量摄入，同时还需要明确营养素与疾病的

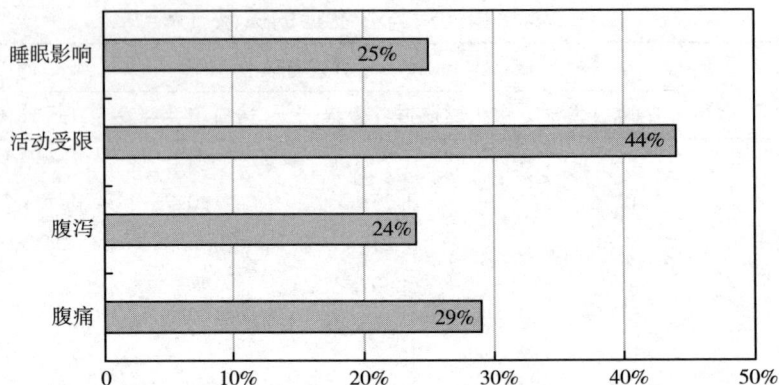

图 3 - 8　HEN 期间与管饲相关的并发症

关系，以保证摄入合理的营养素。因此在制定营养支持方案时应当关注以下几个方面：①患者的能量消耗；②患者疾病种类；③疾病的进程；④疾病的代谢特征。

　　能量消耗（energy consumption）是指人体活动时消耗体内能量的过程，即能量代谢的过程，常用指标为能量代谢率。根据人体活动水平的差异，分为基础能量消耗（basal energy expenditure，BEE）、静息能量消耗（resting energy expenditure，REE）和活动能量消耗（activities induced energy expenditure，AEE）。BEE 和 REE 在肠内营养支持中具有重要的意义，是进行肠内营养支持的基础。

　　BEE 是指机体维持正常生理功能和内环境稳定及交感神经系统活动所消耗的能量，其中包括基础代谢、体力活动和食物的热效应三个方面。BEE 可以按 Harris - Benedict 公式进行计算，但是患者所处的应激状态或者疾病状态不同，其能量消耗也不同，因此需要根据患者个体情况进行校正。

　　REE 是指机体禁食 2 小时以上，在合适温度下平卧休息 30 分钟后的能量消耗，主要用于维持机体细胞、器官的正常功能和人体的觉醒状态。REE 也是临床营养中常用的参数之一，其反映的是维持正常生命活动的最低能量消耗。因此对于营养支持最低目标也是使摄入能量大于 REE。

　　患者个体情况也影响营养支持方案的制定，不同的疾病会导致患者的 REE 有所不同，因此需要根据患者的实际情况对 REE 进行科学而准确的评估。曹冬兴对 1356 例患者进行了 BEE 测定，其中肿瘤患者 714 例，通过对 BEE 测量值与估算值进行研究，发现肿瘤患者中有 46.7% 处于高代谢状态，43.5% 处于正常代谢状态，而处于低代谢状态的患者仅占 9.8%；而对照组中处于高代谢的患者仅为 25.2%，正常代谢状态的患者占 56.5%，低代谢状态的患者占 18.3%。经过对比研究发现，肿瘤患者处于较高的能量代谢状态，因此对于肿瘤患者进行营养支持时必须注意使能量摄入大于患者实际的 BEE，才能有效地保证患者的营养状态得以维持或者改善。Xavier Hébuterne 等人的研究发现，能量摄入与死亡率和再入院率有相关性，当能量摄入大于 REE 时患者的死亡率和再入院率较低，研究结果见图 3 - 9。

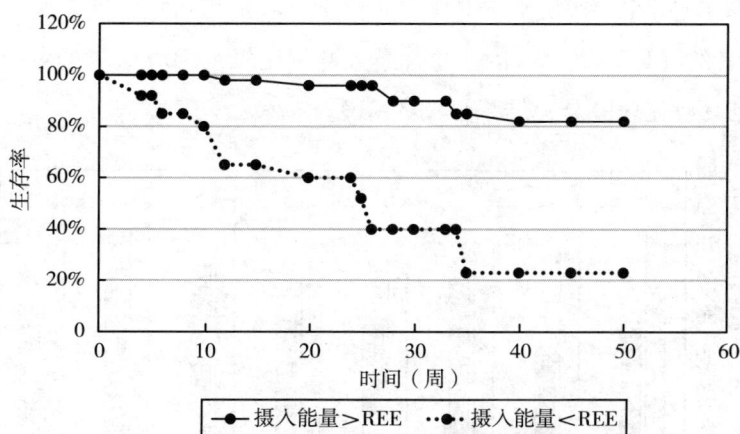

图 3 - 9 能量摄入与死亡率和再入院率的关系

患同类疾病（如肿瘤、神经系统疾病）的患者也会因为疾病的具体种类和进展影响 REE。曹冬兴对食管癌、胃癌、胰腺癌、非小细胞肺癌患者的 REE 进行对比研究，结果发现肿瘤组的 REE 均明显高于对照组，而结直肠癌患者的 REE 与对照组比较没有统计学差异；同时研究还发现无论哪种肿瘤，处于Ⅳ期患者的 BEE 均高于其他分期（Ⅰ～Ⅲ期）且有统计学差异。该项研究说明肿瘤的类型和分期是影响 BEE 的因素之一。

疾病因为自身的代谢特征不同，其能量消耗也有所不同，曹冬兴对不同类型患者的氧化底物水平进行了详细研究，发现肿瘤组（结/直肠癌代、食管癌、胃癌、胰腺癌、肺癌）患者的脂肪氧化率高于对照组，碳水化合物氧化率低于对照组，非蛋白质呼吸商低于对照组。再对不同分期的肿瘤患者的底物氧化水平进行对比研究，发现Ⅰ～Ⅲ期的患者底物氧化水平无统计学差异，而处于Ⅳ期患者的脂肪氧化水平高于其他分期，此项研究说明随病情发展肿瘤患者的物质代谢是改变的，内源性脂肪动员增加，碳水化合物氧化率下降，致使能量消耗增加，这可能是肿瘤患者能量消耗增加的原因之一。

三、HEN 能否改善或者提高患者的生活质量?

在慢性病 HEN 支持/治疗过程中，生活质量是非常重要的指标。在欧洲一般采用 SF - 36 量表和 EuroQol 问答进行生活质量评估。该问卷的内容主要包括：①生理机能（physical functioning，PF）；②生理职能（role physical，RP）；③躯体疼痛（body pain，BP）；④一般健康状况（general health，GH）；⑤精力（vitality，VT）；⑥社会功能（social functioning，SF）；⑦情感职能（role emotional，RM）；⑧精神健康（mental health，MH）；⑨健康变化（reported health transition，HT）。

S. M. Schneider 等人对 38 位 HEN 超过 2 个月的患者进行问卷调查，结果发现 HEN 并不能很好地提高患者的生活质量，在问卷调查中发现，在开始第一次 HEN 时由于专业知识不够，有 54% 的患者因为 HEN 的不良反应再次入院进行治疗，其在医院的治疗时间是未进行 HEN 患者的（$1.9 \pm 5\%$）倍。与普通人群相比较，HEN 人群的各个方面均较普通人群偏低，并且具有显著差异，结果见图 3-10。

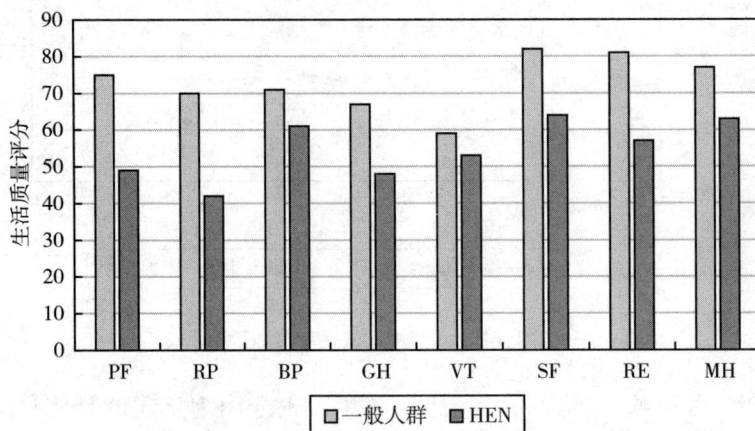

图 3-10　健康人群与 HEN 人群生活质量评分

该研究还指出生活质量受患者年龄、疾病种类、HEN 技术及护理三个因素的影响。通过研究患者的年龄发现，年龄小于 45 岁的进行 HEN 的患者身体机能比 45 岁以上的要好，研究同时发现患者接受 2 个或以上护理人员的护理时，其精神健康较仅有 1 名护理人员或者无护理的患者更好，患有肿瘤的患者的精神健康较其他人群差，这主要是因为肿瘤带来的精神压力所致。

因此在 HEN 期间要提高患者的生活质量，必须做到以下几点：①加强护理，减少因管饲造成的并发症（疼痛、局部炎症、睡眠影响等）；②加强对护理人员和患者的教育，使其掌握 HEN 护理的基本方法和并发症处理的基本操作方法，减少患者再入院率，同时尽最大可能减轻因并发症带给患者和家属的情绪压力；③积极使患者参与社交活动，减少恶性疾病（如肿瘤）带来的精神压力。

四、HEN 能否延长患者生存时间？

中国抗癌协会肿瘤营养与支持治疗专业委员会石汉平等人指出，营养不良无论在住院患者，还是社区人群都是一个严重问题，老年人、恶性肿瘤及其他良性慢性消耗性疾病患者是营养不良的高发人群。营养不良的严重后果众所周知，而营养不良的规范治疗仍然是一个有待讨论的问题。我们认为：营养不良治疗的基本要求应该是满足能量、蛋白质、液体及微量营养素的目标需要量，即要求四达标；最高目标是调节异常代谢、改善免疫功能、控制疾病（如肿瘤）、提高生活质量、延长生存时间。

第六节　家庭肠内营养的现状和需求

一、HEN 的现状

肠内营养支持在临床营养中已经成为一种非常重要的营养治疗/干预手段，旨在提高改善患者的营养状况和预后。随着营养支持技术的发展与成熟，医院资源日益紧张（床位不足），医疗成本增加，为了解决这一问题，需要将部分治疗转移至院外，因此有营养支持需求且达到出院标准的患者将营养支持从医院延伸到了家中。国内外多项研究表明HEN 支持不仅可以改善患者营养状况，减少住院时间和医疗费用，增加病床周转率，还可以使患者和家人生活在一起，提高生活质量。HEN 在欧美国家已经广泛开展，而在我国目前仅在经济发达地区相对成熟，经济欠发达地区开展仍处于初级阶段。

众多专家已经呼吁将营养治疗回归一线治疗，在患者住院期间一旦发生营养不良或者有营养不良倾向，营养师或者医师会根据患者的实际情况给予相关的营养干预，以确保患者身体状况达到治疗所需的标准，经过 40 多年的实践，肠内营养的作用已经得到了医护人员的广泛认可，其不仅可以改善患者的预后，提高患者生活质量，缩短住院时间，降低再入院率，节约医疗成本，还有效节约了社会资源，提高了医院病床周转率，有利于让更多的患者享受到更好的医疗服务。

随着 HEN 技术的不断成熟，其优势变得日益突出，长期使用 HEN 的人数在全界范围内迅速增加。Lidia Santarpia 等人对意大利 2005 ~ 2012 年的 HEN 与 HPN 情况进行统计，结果发现随着时间的推移，进行营养支持的患者总数量不断上升，2005 年以管饲方式进行 HEN 支持的患者仅为 355 人，而 2012 年共有 1165 人，与 2005 年相比患者人数增加了228.2%。在进行 HEN 支持的患者中，使用 HPN 的患者人数是采用 HPN 患者人数的2 ~ 3倍。2005 年进行 HEN 支持的患者仅 199 人，而 2012 年共有 838 人，与 2005 年相比增加了 321.1%，比 2008 年增加了 28.7%。结果详见图 3 – 11。

在进行 HEN 支持的患者中分别采用 ONS TF 两种方式，经研究发现，采用 ONS 进行营养支持的患者仍然占多数，Lidia Santarpia 等人统计发现 2012 年共有 1446 位患者采用ONS 进行 HEN 支持/治疗，占进行 HEN 支持/治疗总患者数的 63.3%，而采用 TF 的 838位患者仅占总数的 36.7%。

SM Madigan 等人对在英国接受家庭管饲喂养的患者进行了统计，2002 年采用 HEN 管饲营养支持的患者总数为 19 500 人，年增幅约为 20%。据估计同期美国约有 20 万人进行了 HEN 支持。

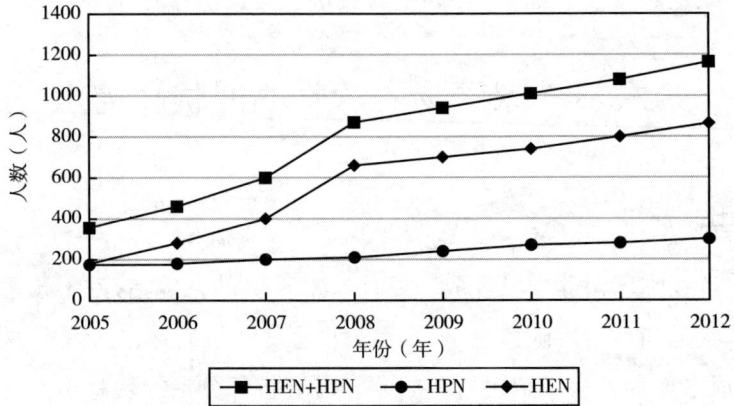

图 3 - 11　2005 ~ 2012 年意大利 HEN 支持情况

技术的发展不仅使更多的人使用 HEN，使用时间也越来越长。Sarah I 对加拿大艾伯塔省 1999 ~ 2005 年参加肠内营养计划的 727 名患者进行肠内营养支持时间统计，60% ~ 70% 的肿瘤患者和神经退行性疾病患者需要进行 90 天的 HEN 支持，大约有 20% 的患者要进行为期 1 年的支持，有少量患者要进行为期 5 ~ 6 年的 HEN 支持，除此之外，可能因为肿瘤的进展相对比较快，因此使用 HEN 的患者比率低于神经退行性疾病患者，结果见图 3 - 12。

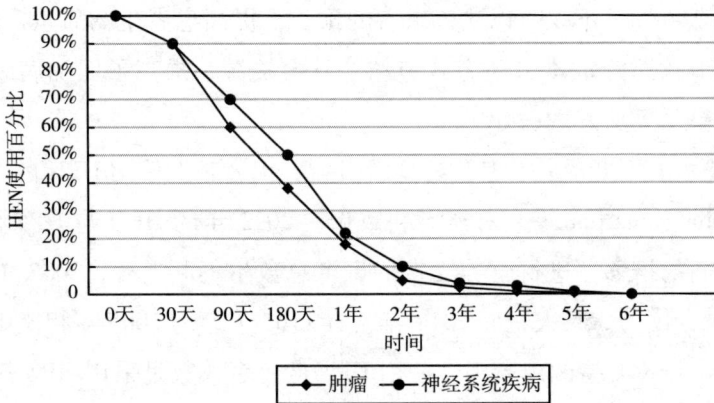

图 3 - 12　肿瘤患者和神经系统疾病患者的 HEN 支持时间

Agostino Paccagnella 等人对 2001 ~ 2005 年意大利东南部地区 655 名进行 HEN 支持的成年患者的疾病情况进行了统计，结果发现疾病种类与 HEN 支持密切相关，研究发现进行 HEN 支持的患者主要为神经血管疾病和神经退行性疾病，其中神经退行性疾病（如阿尔茨海默病）的比例最高，高达 40.9%。HEN 的比例不仅和疾病的种类有关，同时还和年龄分布有关，年龄越大，需要 HEN 支持的人群比例也越高，详见图 3 - 13、3 - 14。De Luis 等人对西班牙 1999 ~ 2010 年所有进行肠内营养支持的患者的病理情况进行统计，结果发现 49.5% 的患者是因为神经系统疾病而进行肠内营养支持的，另外有 30.2% 的患者是因为头颈部肿瘤而进行该项营养支持的，这与 Agostino Paccagnella 等人的研究结果类似。

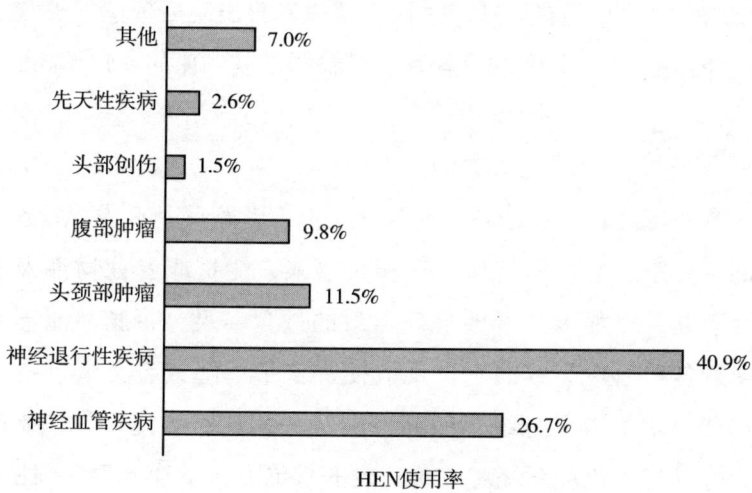

图 3 – 13　不同疾病使用 HEN 的相关情况

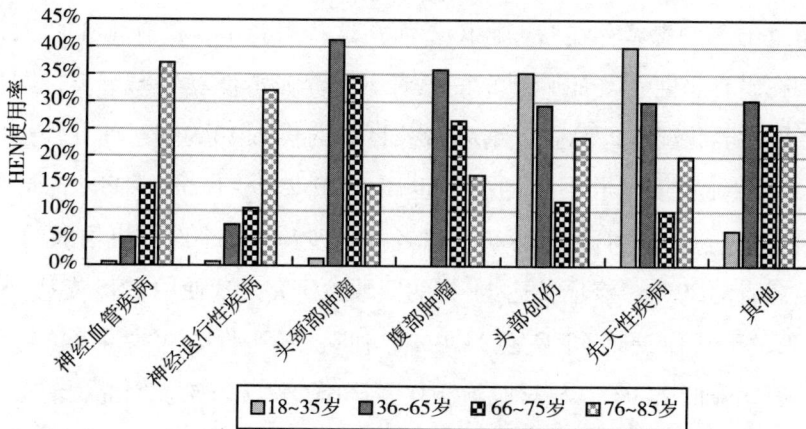

图 3 – 14　不同疾病和年龄使用 HEN 的状况

西班牙肠内肠外营养学会（SENPE）对 2014 年接受 HEN 治疗的患者进行统计，2014 年共有 3705 人接受 HEN 治疗，其中有 2227 人是因为神经退行性疾病（痴呆）而接受治疗，占总治疗人数的 61.5%，经过对统计数据的分析，在医院中接受营养干预的人口比例达 77.9 人/百万人，而所有接受治疗的成年患者的平均年龄达到（69.46 ± 17.46）岁，说明老年患者居多。

在一项统计中显示，1995 年美国接受肠内营养干预的患者比例为 463 人/百万人，随着医疗条件的不断改善，在 2013 年接受干预的患者人数已经达到 1385 人/百万人。2011 年的英国肠内营养干预率也达到了 92 人/百万人，其中有 71% 的患者在第二年仍然接受肠内营养治疗。2003 年开始的一项欧洲研究，其 HEN 干预率达到 163 人/百万人，在加拿大则达到 150 人/百万人。在澳大利亚每年有 8000 ~ 10000 人接受 HEN 治疗，年增幅约 20%。

HEN 是继院内营养治疗的有效补充手段，使患者再出院后依然能够接受专业的营养治疗，改善患者的生活质量，降低再入院率，提高了医院病床的周转率。

二、HEN 的发展

外科是营养不良高发的科室之一，据统计手术患者营养不良发生率为 20% ~ 60%，导致营养不良的主要原因是机体消耗大于能量摄入，能量或者食物摄入不足可由疾病原因和疾病治疗引起，比如因急慢性疾病导致的进食不足、胃肠功能不全，以及因为手术创伤应激或者各种治疗导致的不良反应使进食量下降或者无法进食。这些因素均可引起机体分解代谢增加、自身组织消耗，从而引发营养不良。营养不良损害机体的组织器官功能，降低机体免疫系统对应激反应的抵抗力，增加术后并发症（包括感染、吻合口漏等）发生率和病死率，增加医疗费用，延长住院时间，影响患者结果。

我国多中心、多临床科室、多病种的大样本调查结果显示，不论是大医院还是中小医院，均有超过 1/3 的患者存在营养风险，而在这些患者中，仅有 1/3 的人得到了相应的营养治疗。在患有恶性病（如肿瘤）的患者中，营养不良发生率更高，国外一项研究对 934 名患者的营养状况进行筛查，结果营养良好的仅占 13.9%，具有轻中度营养不良的患者占 57.9%，而重度营养不良的患者也高达 28.2%。Tomas J. Philipson 等人对美国 2000 ~ 2010 年的患者病理进行回归分析，患者资料涉及 460 个医疗机构的约 4400 万名患者，约占全美患者的 20%，该项长达 11 年的回顾性研究发现使用 ONS 支持的患者住院时间可以缩短 2.3 天，住院时间缩短 21.0%；住院费用平均减少 4734 美元，降幅达 21.6%；再入院率降低 2.3%，与对照组相比下降幅度为 6.7%。因此，有必要积极地开展临床营养支持，改善患者预后，提高患者生活质量。

近年来，随着肠内营养制剂和医疗技术的发展，欧美国家对于部分病情平稳而又需要营养支持的患者纷纷进行 HPN 和 HEN，经过 20 多年的发展已经日趋成熟，而在我国此项工作尚处于初步阶段。景小凡等人在四川大学华西医院首创了"H2H"营养管理模式，"H2H"是指从医院到家庭（Hospital to Home）对患者进行连续的、个体化的营养管理模式，把患者的营养治疗从医院扩展到出院/院外，将单一的治疗方式丰富为多形式的治疗方案，以患者为中心，参与人员不仅包括临床营养师、专科医生、社区医生和护士，同时也让患者家属积极参与，提高患者使用营养支持的依从性，从而改善患者的营养状况。"H2H"营养管理模式已经为 HEN 支持/治疗提供了技术基础，以保证患者在长期使用 HEN 过程中安全、有效及连续进行。

为了使患者在 HEN 过程中最大受益，就必须对患者及家属提供有效的支持，这包括加强专业组织对 HEN 患者的随访和指导，并监管提供合理的 FSMP 产品及耗材，提高组织机构的服务质量。根据目前的经验可归纳为：①有效的技术支持；②建立随访制度；③发展服务或者监管部门。

1. 有效的 HEN 技术支持

目前在经济发达地区的医院已经能够为患者提供完善的 HEN 指导，该类医院一般拥有一个完备的营养支持小组（NST）对各类患者进行专业的指导，NST 诞生于 20 世纪 70 ~ 80 年代，是随着肠内营养出现的一个专业小组，NST 的目的是制定个体化的营养治疗方案，定期进行病案讨论，根据患者最新病情调整方案，具体操作和实施由临床营养师来执行完成，定期评价治疗效果，随访监测至患者出院，以改善患者营养状况，降低并发症。1983 年全美已经拥有 583 个 NST。专业 NST 一般包括医生、营养师、药剂师、护士及相关工作人员，该小组负责制订患者的营养支持计划，并对患者及家属进行培训、咨询和指导，使其掌握基本的 HEN 方法并能够应对部分并发症的处理，以减少 HEN 并发症，提高患者使用依从性。在美国 NST 中有 62.2% 的人员为外科医生，31% 的人员为消化科医生，通常 NST 的负责人为医生。

Stanislaw Klek 等人对波兰 2007 ~ 2009 年进行 HEN 支持/治疗的 203 名患者进行回顾性分析，研究发现采用 NST 进行指导的 HEN 可以有效地减少住院时间和 ICU 住院天数及治疗成本，详见表 3 - 12。还可以有效地减少并发症，研究结果见表 3 - 13。同时研究还发现患者的经济负担也大幅度降低，年平均治疗费用从 764.65 美元降至 142.66 美元。

表 3 - 12　NST 对住院时间、入院率和成本的影响

参数	HETF 前	HETF 后	P
入院率（95% CI）	1.09（0.96 ~ 1.22）	0.21（0.14 ~ 0.28）	<0.01
住院时间（95% CI）	20.84（17.29 ~ 24.39）	3.83（2.13 ~ 5.53）	<0.01
ICU 停留时间（95% CI）	2.35（1.32 ~ 3.37）	0.50（0.09 ~ 0.92）	<0.01
住院成本（95% CI）	764.65（656.32 ~ 873.01）	142.66（85.02 ~ 199.72）	<0.01

表 3 - 13　NST 小组对 HEN 并发症的影响

并发症	HEN 并发症发生率（%）	
	采用 NST 支持	未采用 NST 支持
吸入性肺炎	14.2	24.1
呼吸衰竭	1.9	7.3
尿路感染	4.9	11.3
贫血	0	3.9

蔡骏等人在上海中医药大学附属龙华医院和上海第二医科大学附属新华医院进行了 HEN 的相关研究，该研究对 317 名患者开展随机临床试验研究以评价 NTS 在临床中的意义，结果发现 NST 可以有效地降低胃肠道及代谢并发症的发生率。

2. 建立科学的随访制度

随访是 NST 支持过程中的重要一环，是掌握患者营养状况和影响 HEN 依从性的基础，因此建立科学的随访制度的目的不仅可以有效地解决患者在长期 HEN 过程中的疑问，指导患者科学、合理地使用 HEN，增强临床效果，降低并发症的发生率，同时可也为建立患者营养状况数据库提供基础数据支持，为 HEN 的发展积累大量数据，以改善 HEN 的方法，从而使患者的满意度提升。随着科技的发展，随访的方式也越来越多，由最初的问卷随访、电话随访到现在的视频随访，不仅使随访的样本量扩大，而且能使患者与随访人员密切联系，可以有效地了解患者情况。

NST 对患者进行支持的基础是随访。然而随访失访在随访过程中经常发生，原因多种多样，但主要原因包括：患者信息变更、患者因为健康状况无法参加随访、随访人员沟通方式、随访方式接受度（家庭随访、电话随访、视频随访等）等。为了能够在长期 HEN 过程中保持与患者的沟通和随访，应当从问题解决、沟通诱导及数据分析方面建立科学合理的随访制度。

首先，应当从解决 HEN 长期使用过程中的临床常见问题入手。HEN 并发症是造成 HEN 难以长期持续进行的重要原因之一，因此 NST 可以将 HEN 期间的常见并发症通过视频、印刷材料等形式对患者进行教育，以让患者对 HEN 有更深入的了解，降低因并发症造成的忧虑、担心、焦躁、拒绝心理，以提高 HEN 的依从性。同时不同的随访方式对 HEN 的效果也有影响。家庭随访相对于电话随访具有能和患者近距离接触并深入交流，有利于提高患者满意度，降低患者焦虑情绪的优势。邹志英的研究表明，由专业的家庭 NST 医护人员按照 HEN 支持临床路径对 HEN 支持患者进行具体的指导、严格的随访可以保证患者的安全，减少并发症的发生。家庭随访失访率、再住院率和导管并发症发生率要明显低于电话随访患者。

其次，因为患者因为疾病的因素可能会导致心理有所变化，如肿瘤患者常表现出绝望、烦躁等，因此在进行 HEN 期间需要对 NST 人员的沟通技巧进行培训、加强，以减轻患者的焦虑和负面情绪，合理的引导能够使患者积极面对疾病，有利于患者遵从医嘱，配合治疗，从而改善预后。

最后，可以运用现代化的技术手段，利用网络平台、智能终端等信息化方式，实现营养师、医师和患者及家属之间的及时反馈、互动沟通，使患者第一时间了解相关问题的解决方案，减轻非科学依据论点（如饿死肿瘤等）带来的负面影响，或减轻因患者的问题得不到解决而产生的焦虑，同时让家属掌握基本的护理常识，以帮助患者解决在 HEN 过程中所出现的问题。除了良好的沟通之外，利用现代化信息终端还可以有效地获取患者的营养信息，有利于 NST 制定合理的方案，也可以使患者更"了解自己"，最终实现自我营养管理。

3. 发展服务或者监管部门

HEN 在我国发展尚处于初级阶段，而在国外已经具有成熟的解决方案和配套措施，由于在长期使用过程中积累了相关经验，国外营养师、医师和护士能为患者提供必要的常规服务，比如制定科学合理的营养支持方案，对造口进行常规护理。专业的第三方公司也可以为患者提供专业的特定服务，比如家庭护理公司可以根据医生或者营养师的处方为患者提供设备支持、产品或者 HEN 技术支持（如提供合理的问题解决方案），同时可以对患者的营养状况进行监控，形成大数据分析报告，反馈至医生或营养师，以便其制定更加科学合理的营养方案。

我国目前对于患者的 HEN 支持大部分情况为出院时患者可带有一定数量的 FSMP 在出院后使用，但因为携带量有限，需要定期前往医院进行营养状况评估，所以在医疗资源相对紧张的现状下，难以满足患者的需求。同时，患者在康复过程中可能因为营养状况发生改变，但营养处方并未及时得到调整，从而使患者的营养支持不科学，最终导致患者对 HEN 满意度下降，致使依从性降低，患者预后降低。

Sahrish Sonia Faruquie 等人对澳大利亚新威尔士地区的 3200 名 HEN 支持的患者进行问卷和电话访谈，76% 的患者采用 ONS 进行 HEN，在受访的医院中，仅有 69% 的医院具有营养师提供 HEN 相关服务，尚无医院拥有专业团队管理患者的 HEN。在有与 HEN 相关营养师的医院中有 46% 的营养师满意，另外 46% 的营养师不满意，不满意的原因主要是需要分配更多资源（临床资源、资金等）给 HEN 支持的营养师，提升出院患者的服务（家访、门诊、多学科会诊）及高效简洁的注册和数据库。研究发现参与调查的医院对临床改革机构（ACI）HEN 指南的实施情况差异较大，得分最高的医院满足了指南要求的 86%，而最低的仅满足了指南的 29%，详见图 3-15，其中 A~M 为不同的医疗机构。因此有必要对进行 HEN 支持的机构进行监督和管理，以促进其满足指南的要求，最终改善患者的预后。

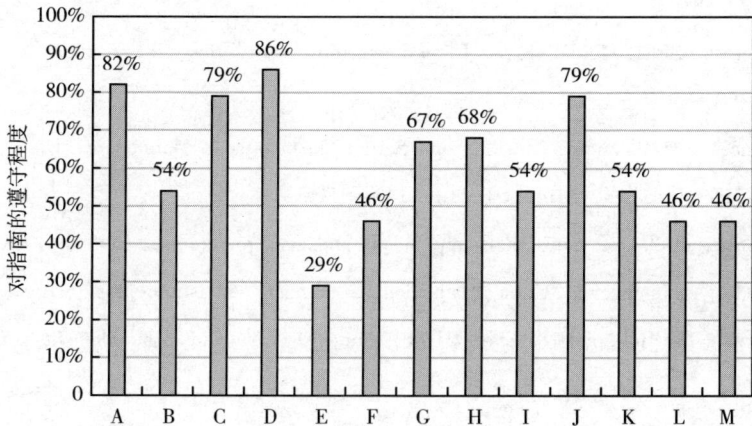

图 3-15　不同医疗机构对 HEN 指南的遵守程度

从国外研究可以看出，服务质量是影响 HEN 满意度和效果的重要因素之一，在未来，随着 HEN 需求的增加，拟或出现第三方专业服务公司提供 HEN 相关服务。由于服务从医院逐渐转移至家庭，而在转移过程中可能会出现服务质量与指南不匹配的情况，最终导致患者利益受损，因此在进行第三方专业公司 HEN 服务时也应当进行服务监管，以确保服务质量的最优性和连续性。由于我国 HEN 发展尚不成熟，也缺乏相应监管部门，因此有必要建立专业的审查机构以确保 HEN 的服务质量。

参 考 文 献

［1］ Kondrup J, et al. ESPEN Guidelines for Nutrition Screening 2002 ［J］. Clinical Nutrition, 2002, 22 (4): 415 – 421.

［2］ Tannen A, et al. Malnutrition in German Nursing Homes and Hospitals – Care Dependency and Nursing Interventions ［J］. Akt Ernahr Med 2008, 33 (4): 177 – 183.

［3］ Beck AM, Balknas UN, et al. The European View of Hospital Unternutrition ［J］. Nutrition in Clinical Practice, 2003, 18 (3): 247 – 249.

［4］ Stratton RJ, et al. Disease – Related Malnutrition: an Evidence – Based approach to treatment ［J］. Journal of Human Nutrition & Dietetics, 2003, 16 (5): 375.

［5］ Pirlich M, et al. The German hospital malnutrition study ［J］. Clinical Nutrition, 2006, 25 (4): 563 – 572.

［6］ Norman K, et al. Prognostic impact of disease – relatedmalnutrition ［J］. Clinical Nutrition, 2008, 27 (1): 5 – 15.

［7］ Elia, M & Russell, C. A (2009). Combating malnutrition: recommendations for action. Nutrition Advisory Group on malnutrition led by BAPEN 2009.

［8］ Rami Y. Haddad, et al. Enteral nutrition and enteral tubefeeding ［J］. Clinics in Geriatric Medicine, 2002, 18 (4): 867 – 881.

［9］ Volkert D, et al. ESPEN Guidelines on Enteral Nutrition: Geriatrics ［J］. Clinical Nutrition, 2006, 25 (2): 330 – 360.

［10］ Denis Fouque, et al. Balancing Nutrition and Serum Phosphorus in Maintenance Dialysis ［J］. American Journal of Kidney Diseases, 2014, 64 (1): 143 – 150.

［11］ Patrice Darmon, et al. Oral nutritional supplements and taste preferences: 545 days of clinical testing in malnourished in – patients ［J］. Clinical Nutrition, 2008, 27 (4): 660 – 665.

［12］ Caroline Wright. The Role of High Energy Low Volume Oral Nutritional supplements (ONS). CN Focus, 2012, 4 (3).

［13］ Hubbard, G. P, et al. A systematic review of compliance to oral nutritionalsupplements ［J］. Clinical Nutrition Supplements, 2010, 5 (2): 58.

［14］ Gyorgy Bodoky, et al. Basics in clinical nutrition: Complications of enteral nutrition ［J］. The European e – Journal of Clinical Nutrition and Metabolism, 2009, 4 (5): 209 – 211.

［15］ Billeaud. C, et al. Gastric emptying in infants with or without gastro – oesophageal reflux according to the type of milk ［J］. Europe ournal of Clinical Nutrition, 1990, 44 (8): 577 – 83.

［16］ Nutrition Support for Adults: Oral Nutrition Support, Enteral Tube Feeding and Parenteral Nutrition. NICE Clinical Guidelines, No. 32. National Collaborating Centre for Acute Care (UK). 2006.

［17］ Pat Howard. Basics in clinical nutrition: Enteral nutrition ［J］. the European e – Journal of Clinical Nutrition and Metabolism, 2009, 4 (6): 300 – 301.

［18］ Stanislaw Klek, et al. Home enteral nutrition reduces complications, length of stay, and health care costs: results from a multicenter study ［J］. The American Journal of Clinical Nutrition, 2014, 100 (2): 609 – 615.

［19］ A. Wong, et al. A systematic review of the cost and economic outcomes of home enteral nutrition ［J］. Clinical Nutrition ［J］. 2018, 37 (2): 429 – 442.

［20］ XHebuterne, et al. Home enteral nutrition in adults a European multicentre survey ［J］. Clinical Nutrition, 2003, 22 (3): 261 – 266.

［21］ Xavier Hébuterne, et al. What Are the Goals of Nutritional Support? Nestlé Nutrition Workshop Series Clinical & Performance Program, 2005, 10: 89 – 102.

［22］ Stanley J. Dudrick, et al. Historical highlights of the development of enteral nutrition ［J］. Surgical Clinics of North America, 2011, 91 (4): 945 – 964.

［23］ Nikolina Jukic P, et al. Home Enteral Nutrition therapy: Difficulties, satisfactions and support needs of caregivers assisting older patients ［J］. Clinical Nutrition, 2017, 36 (4): 1062 – 1067.

［24］ Karen Martin, et al. Home Enteral Nutrition: Updates, Trends, and Challenges ［J］. Nutrition in Clinical Practice, 2017, 32 (6): 712 – 721.

［25］ C. A. RUSSELL. Home enteral tube feeding: I. The role of industry ［J］. Clinical Nutrition, 2001, 20 (1): 67 – 69.

［26］ Barone. M, et al. Influence of Age and Type of Underlying Disease on Complications Related to Home Enteral Nutrition ［J］. Journal of Parenteral and Enteral Nutrition, 2013, 38 (8): 991 – 995.

［27］ J Crosby, et al. A retrospective survey of tube – related complications in patients receiving long – term home enteral nutrition ［J］. Digestive Diseases & Sciences, 2005, 50 (9): 1712 – 1717.

［28］ 曹冬兴. 恶性肿瘤病人能量消耗及机体组成变化测定 ［D］. 复旦大学, 2008.

［29］ S. M. SCHNEIDER. Quality of life in long – term home enteral nutrition Patients ［J］. Clinical Nutrition, 2000, 19 (1): 23 – 28.

［30］ Lidia Santarpia, et al. Home artificial nutrition: An update seven years after the regional egulation ［J］. Clinical Nutrition, 2013, 33 (5): 872 – 878.

［31］ SM Madigan, et al. General Practitioners involvement in enteral tube feeding at home: a qualitative study

［J］. BMC Family Practice, 2007, 8 (1): 1 - 7.

［32］ Agostino Paccagnella, et al. Home enteral nutrition in adults: A five - year (2001 - 2005) epidemiological analysis ［J］. Clinical Nutrition, 2008, 27 (3): 378 - 385.

［33］ De Luiset, et al. Experience over 12 years with home enteral nutrition in a healthcare area of Spain ［J］. Journal of Human Nutrition & Dietetics, 2013, 26 (s1): 39 - 44.

［34］ C. Wanden - Berghe, et al. MON - PP104: Home Enteral Nutrition - National Record 2014. Clinical Nutrition, 2015, 34 (1): S166.

［35］ Mundi, et al. Prevalence of home parenteral and enteral nutrition in the United States ［J］. Nutrition Clinical Practice, 2017. 32, 799 - 805.

［36］ Smith. T, et al. Annual BANS Report 2011. Artificial nutrition support in UK 2000 - 2010. BAPEN, 2011.

［37］ 刘兵兵. 934 例恶性肿瘤患者营养状况及食欲素 A 相关性研究 ［D］. 河北医科大学, 2015.

［38］ Philipson TJ, et al. Impact of oral nutritional supplementation on hospitaloutcomes ［J］. The American journal of managed care, 2013, 19 (2): 121 - 128.

［39］ 景小凡, 柳园, 饶志勇, 戴婷婷, 江华, 陈怡, 张艳, 胡雯. 构建 "H2H" 营养管理模式——以肿瘤患者为例 ［J］. 现代预防医学, 2016, 43 (02): 243 - 245.

［40］ Stanislaw Klek, et al. Commercial Enteral Formulas and Nutrition Support Teams Improve the Outcome of Home Enteral Tube Feeding ［J］. Journal of Parenteral & Enteral Nutrition, 2011, 35 (3): 380 - 385.

［41］ 邹志英. 家庭肠内营养支持的临床应用研究 ［D］. 第二军医大学, 2007.

［42］ SS Faruquie, et al. An evaluation of current home enteral nutrition services at principal referral hospitals in New South Wales, Australia ［J］. Australian Health Review, 2015, 40 (1): 106 - 118.

第四章 特殊医学用途配方食品的研发策略

FSMP 在欧美发达国家已经研发和生产了半个多世纪，产品种类繁多，费森尤斯卡比、雅培、雀巢、纽迪希亚公司的产品几乎可以覆盖所有疾病和患者。我国对于该类产品的应用也有四五十年的经验，但我国自主研发的能力还太弱，尚无国产成人适用的全营养或特定全营养产品问世，截至 2018 年 10 月，我国按照 FSMP 批准的产品仅 18 个，其中 5 家为外企 3 家为国内企业，多数产品定位于早产儿或低体重儿童及蛋白质过敏的儿童，而用于成人的仅有 2 款电解质配方。除此之外，我国目前临床上所使用的 FSMP 产品均属药品管理，隶属于肠内营养制剂，分为进口和国产，其生产厂家也以费森尤斯卡比和纽迪希亚为主。目前我国上市的产品品种相对比较少，所以还不能完全满足临床的营养需求，尤其是个体化营养需求。

由于目前我国的 FSMP 产品仅限于应用环节，外企在我国地产化仅费森尤斯卡比和纽迪希亚两家的十多个品种，且该类品种均为 20 世纪 90 年代的产品，因此对于我国研发和生产的支持带动工作贡献甚微，由于技术仅仅局限在外企，故该类产品的研发和生产在我国尚属于新兴领域。FSMP 产业在我国的发展存在以下问题：①研发经验不足。这主要表现在对于产品配方开发的合理性，FSMP 产品的配方设计属于产品开发的核心，基于营养素摄入参考值（DRIs）、疾病的代谢特征及临床需求三方面设计。经过几十年的临床使用，目前根据临床的常见问题可以为产品的开发方向提供科学依据，但是基础研究方面（如具体的营养素设定）仍然是我们研究的劣势，因此对营养素在特定情况下的作用或者需求量还需要进行大量的临床研究才能为产品开发奠定基础。②生产技术的核心技巧掌握不足。纵观我国各行各业的发展，很多行业都是在借鉴国外先进的生产理念或者技术基础上不断发展起来的，FSMP 也不例外，目前在我国进行地产化生产的厂家仅有 3 家，因此对于生产人才的培养还具有一定的局限性，不管是质量还是数量都不能满足现阶段我国 FSMP 国产化研究的需求。因此在产品制造方面属于影响该产业在我国蓬勃发展的一个强大因素。③政策原因。产业发展的局限性也造成了我国对该类产品的政策制定具有一定的滞后性，自 2016 年 7 月 1 日正式执行《特殊医学用途配方食品注册管理办法》以来，各种指南和标准先后出台，但在 13 种特定全营养 FSMP 中仅有肿瘤、慢性肾病、糖尿病等少数几个标准和配套文件发布，多数类别的标准和相应的配套文件仍然在制定过程中，这也延缓了我国 FSMP 开发的进程。为了加快行业的发展和推动技术的进步，需要各个领域的专家结合中国的实际情况制定一套切实可行的方案，解决人才、资金、政策各方面的问题，使更多企业进入该行业，以推动整个行业的发展。

FSMP 产品的剂型也随着临床需求不断改进，临床应用的便利性和使用途径是影响剂型的关键因素。对国外四大肠内营养公司海外上市产品进行统计，目前在 FSMP 中应用的剂型主要包括乳剂（混悬剂）、粉剂、乳膏剂、油状液体等，其中市场上主要以乳剂为主，国外上市的 FSMP 统计情况见表 4 - 1。

表 4 -1　国外四大营养巨头与国内上市 FSMP 剂型统计

产品来源	乳剂数量	粉剂数量	其他剂型				乳剂占比
			油状型	果汁型	乳膏型	其他型	
费森尤斯卡比	32	3	0	0	2	0	86.5%
雀巢	36	9	1	0	0	0	76.6%
雅培	28	1	0	0	0	1	93.3%
纽迪希亚	46	8	1	0	0	3	73.9%
国内公司	0	16	0	0	0	2	0.0%

本数据参考费森尤斯卡比公司网站中营养产品目录、雀巢营养产品目录、雅培营养产品目录以及纽迪希亚英国网站；中国因为 FSMP 的发展处于初级阶段，目前批准的产品中多数为婴幼儿配方产品，成人的仅有 2 款电解质配方。根据统计结果可知，目前全球四大巨头的产品仍然以乳剂为主。

自纽迪希亚和无锡华瑞制药有限公司开创我国 FSMP 市场以来，其所上市的产品一直作为药品监管。按照中国的法律，产品在中国上市不仅需要经过漫长的注册周期、临床试验，还需耗费大量的费用，因此产品的开发周期很长，于是造成创新不足或者是产品引进不足。自我国引进第一个产品至今已有 40 多年的时间，但是国内仅有 2 家企业生产的十多个品种，2017 年雀巢泰州 FSMP 生产工厂结合各项政策法规的出台而建成，标志着我国 FSMP 行业进入新的发展阶段，可以认为是我国 FSMP 大发展的元年。

在近 20 年的市场发展中，国内众多企业也均想进入该行业，但是行业需要较强的研发能力、生产管理能力和检测能力，多数企业并不满足该行业的要求。2010 年婴幼儿配方乳粉行业的政策发生了强制性变化，促使婴幼儿配方乳粉行业得到了真正的发展，不仅使产品质量提升，同时各项法规的完善也为 FSMP 发展奠定了基础，硬件上也达到了 FSMP 的要求，随后 2013 年发布的《特殊医学用途配方食品通则》中部分营养素的相关检验标准也采用了婴幼儿配方乳粉的标准，因此在我国第一批 FSMP 申报企业中，婴幼儿配方乳粉企业成为主体，而 10 岁以上人群适用的 FSMP 目前尚无申请者获批，主要原因是申报的主体未得到充分发展，市场给予的反馈还不能刺激其对新产品的开发进行大量投入。其次核心人才的欠缺是影响行业发展的关键，虽然我国众多高校设立了相关的食品专业，但是 FSMP 的生产和研发区别于普通食品，属于在 GMP 管理下的食品，其要求更接近于药品，因此普通食品企业也未能涉猎该领域，这导致产品的研发、生产环节所需的技术人员严重不足，以至于该行业未能得到发展。另外由于我国的特殊情况，一直以来在临床营养支持中以肠外营养为主，虽然使用技能及经验相对充足，但 FSMP 在临床中的应用还未大范围地覆盖，因此，临床使用也是造成我国 FSMP 行业未能发展的因素之一。

2016 年 7 月 1 日《特殊医学用途配方食品注册管理办法》的颁布标志着我国 FSMP 产业正式起航，随后各项配套文件和国标的完善为该行业的发展奠定了法律基础和政策基础，更是提供了强有力的政策保障。2017 年随着各项政策的不断落地，加以监管部门的成立及地方政府的支持，更加夯实了我国 FSMP 产业化大发展的基础，同时相关论坛的举办也将 FSMP 推向了前所未有的高度，国内众多企业纷纷进入该领域，根据参会与实际建设情况，目前 FSMP 参与者仍然以药品生产企业为主，其具有生产管理的相关优势，但是其对于食品领域的各项政策法规的理解欠缺也影响了其发展速度。

第一节　整蛋白型特殊医学用途配方食品的案例研究

整蛋白型 FSMP 是以牛奶蛋白、乳清蛋白、大豆蛋白等蛋白中的一种或多种为蛋白质来源，不添加蛋白水解物或者氨基酸。整蛋白型产品最大的优点是蛋白质未进行任何预消化，具有较好的口感，无其他特殊味道，因此具备优良的口感是其最大优势。采用天然蛋白质制备的产品的口感可被多数人接受，可以有效地提高临床使用依从性，从而更易达到临床营养支持的目的，同时整蛋白的摄入能刺激消化道分泌各种酶帮助消化，从而维持了消化道各种腺体的正常工作。除此之外，可以根据不同的蛋白质种类和用量制备不同特性的产品，比如乳清蛋白虽然不耐热，但是其俗称为"蛋白之王"，易于被吸收和利用，可用于消化功能稍弱的患者；而采用酪蛋白作为蛋白源制备的产品具有优良的耐热性能和良好的稳定性，因此可以选择不同的原料制备符合不同需求的产品。

整蛋白型产品因为其原料采用未经消化的蛋白质，因此，摄入之后需要消化道各种酶的协助才能消化，因此该类产品适用于消化道功能健全的患者，如消化道酶（如胃蛋白酶）不足的患者在使用该类产品时需要同步服用蛋白酶类助消化，同时应在使用间隔时间和使用量上进行调整，以避免未经消化的蛋白质引起胃潴留的不良反应。整蛋白型产品在已经上市的产品中仍然是主流产品，以费森尤斯卡比公司上市产品为例，在上市的 37 个产品中，仅 3 个使用了水解乳清蛋白，比例仅为 8.1%；而使用整蛋白的产品数量为 33 个，其比例为 89.2%。目前在中国上市的产品中也以整蛋白为主，比较常见的是瑞素®、瑞高®、瑞先®、能全力®、能全素®、安素®等。

配方是 FSMP 研发的关键环节，需要对配方中的蛋白质种类和比例、脂肪种类和比例、碳水化合物种类及比例、纤维素进行细致的研究，除此之外对于矿物质的元素来源及用量也需要进行科学的研究。

FSMP 产品的开发主要包括：文献检索、配方设计、工艺研究、稳定性研究等内容，其中文献检索和配方设计是决定产品成败的关键所在。本节将通过不同模块对 FSMP 的开发进行论述。

一、文献检索

由于 FSMP 的研发在我国还属于新鲜事物，配方研发方面基础数据不足，因此需要更多地借鉴国外的相关资料进行基础论证。FSMP 的开发基于疾病的代谢特征及特定情况下的营养素需求，即营养学与医学的紧密结合体，因此在开发该类产品的过程中，需要对某种疾病的代谢特征进行详细的研究。以慢性肾脏病为例，患者因为肾小球过滤功能受损导致清除率不足，部分营养素（如磷、钾、钠、钙）容易在体内蓄积而产生不良后果，比如高磷血症、高钙血症、高钠血症等，因此在配方设计过程中需要综合考虑单次和每日的各种营养素的摄入量，同时需要根据慢性肾病的不同分期对各种营养素进行最大摄入量的限制，以确保患者的使用安全性。除此之外，其他还应当满足人体的需求，将两者有机结合起来才能确保产品的有效性。

文献检索是开发产品的第一步，目前在国内外已经上市的产品均可在国外相关网站搜集到资料，以瑞素®为例，在我国目前按照药品管理，而在国外则属于 FSMP，因此可以检索药品说明书及费森尤斯卡比公司网站所披露的相关信息，通过资料比对，能发现其配方有些差异，其中三大营养素（蛋白质、脂肪、碳水化合物）的用量完全相同，但来源略有不同，这可能是因为不同区域法律、法规的规定所致，同时因为此原因，配方中的微量元素、矿物质和维生素的要求也不尽相同，因此不同国家上市的同一名称产品可能在以上几方面存在差异。以瑞素®为例，其国内外配方中营养素差异见表 4 - 2。

表 4 – 2　瑞素®国内外配方对比　（1000 mL）

营养素	含量 瑞素®/Fresubin® Original Tube Feed	营养素	含量 瑞素®/Fresubin® Original Tube Feed
蛋白质（g）	38	钼（μg）	75/100
脂肪（g）	34	氟（mg）	1/1.3
碳水化合物（g）	138	硒（μg）	37.5/67
糖（g）	5/8.5	维生素 A（μg）	600/700
乳糖（g）	≤0.1	维生素 D_3（μg）	3.5/13
纤维素（mg）	0	维生素 E（mg）	7.5/13
钠（mg）	750	维生素 K_1（μg）	50/67
钾（g）	1.25	维生素 B_1（mg）	1/1.3
氯化物（mg）	≤850/1150	维生素 B_2（mg）	1.3/1.7
钙（mg）	600/800	烟酸（mg）	9/16
磷（mg）	470/630	维生素 B_6（mg）	1.2/1.6
镁（mg）	200/25	维生素 B_{12}（μg）	2/2.7
铁（mg）	10/13	泛酸（mg）	3.5/4.7
锌（mg）	7.5/12	生物素（μg）	100/50
铜（mg）	1/1.33	叶酸（μg）	100/267
锰（mg）	2/2.7	维生素 C（mg）	45/67
碘（μg）	100/133	胆碱（mg）	200/367
铬（μg）	50/67		

FSMP 配方设计的准则是以疾病代谢特征、临床营养学及疾病治疗指南为根据，每个产品的开发必须考虑安全性和有效性，因此核心营养素的设计是配方的核心。根据表 4 – 2 可知，国内外产品三大营养素（蛋白质、脂肪和碳水化合物）和影响机体重要机能的核心营养物质（如钠、钾）是完全相同的，其他营养素如微量元素、维生素，因为各国的法律、法规不同，含量上略有差异。

二、配方设计

通过文献检索可知蛋白质、脂肪、碳水化合物、钾、钠是 FSMP 配方的核心，因此，只需要深入分析以上 5 种营养素即可完成配方的设计。

1. 蛋白质的筛选

蛋白质是人体必需的重要营养素之一，机体所有的生命活动都需要蛋白质参与，它是生命的物质基础，是构成细胞的基本有机物，也是生命活动的主要承担者。

蛋白质属于大分子，无法直接被机体利用，只有在蛋白酶的作用下水解变成多肽和氨基酸后才能被机体利用，因此在 FSMP 中蛋白质的来源可以是植物蛋白（如大豆分离蛋白）、动物蛋白（牛奶蛋白、乳清蛋白、蛋清蛋白、胶原蛋白等），也可以是来自动物或者植物蛋白水解物的多肽（如大豆肽、乳清蛋白水解物、胶原蛋白水解物等）或者氨基酸。

GB 29922—2013《特殊医学用途配方食品通则》中明确要求 FSMP 的蛋白质来源中优质蛋白必须占总蛋白的 50%。所谓优质蛋白的基础就是其氨基酸序列与人体蛋白质的氨基酸序列更加接近，经过分析发现动物来源的蛋白，如肉类、乳制品中的蛋白较植物来源的蛋白更容易被人体吸收，因此此类来源的蛋白被称为优质蛋白，因此牛奶蛋白、乳清蛋白均可作为优质蛋白。

对纽迪希亚、费森尤斯卡比及雅培的产品进行资料检索，发现其产品的蛋白质来源多为酪蛋白、大豆分离蛋白、乳清蛋白和乳清蛋白水解物。但是当有两种或者两种以上蛋白时，其用量比例一般属于保密内容而无法知晓，因此确定不同蛋白质在配方中的比例是产品配方设计的关键环节之一，而确定蛋白质比例的关键在于其应用特性（包括热稳定性、黏度）和营养价值。FSMP 中常用的酪蛋白、乳清蛋白和大豆蛋白的性质见表 4 - 3。

表 4 - 3　不同蛋白质的性质

	酪蛋白	乳清蛋白	大豆蛋白
组成	α - 酪蛋白和 β - 酪蛋白	β - 乳球蛋白、α - 乳白蛋白、免疫球蛋白	主要是 7S 球蛋白（大豆伴球蛋白）和 11S 球蛋白（大豆球蛋白），而其他储存蛋白，如 2S、9S、15S 等含量较少
蛋白质含量	70% ~ 85%	>90%	>90%
氨基酸序列	含有人体所需的必需氨基酸	含有人体所需的必需氨基酸	含有人体所需的必需氨基酸且含量满足人体需求，但缺乏蛋氨酸
优点	含钙量高，为酪蛋白结合型，有利于机体吸收；在体内吸收慢，可以持续代谢，维持氨基酸浓度，促进肌肉合成反应的持续进行	容易消化吸收，能迅速提高血液中氨基酸含量，促进蛋白质合成反应；其中所含的半胱氨酸和蛋氨酸可维持人体的抗氧化剂水平，促进免疫	大豆蛋白进入胃后能结成小的薄片，而且松软不坚硬，更易消化吸收
缺点	低 pH 下易结块，形成沉淀	不耐热，容易受热变性，形成蛋白质沉淀	耐热性差，100 ℃可破坏大豆蛋白质结构，降低营养价值；具有一定的腥味，影响口感；含嘌呤较高且蛋氨酸含量低

由表 4 - 3 可知，不同的蛋白质具有不同的性质，即便是同种蛋白质，不同厂家的生产工艺不同，其性质也会有所不相同。如酪蛋白，不同含量或者不同工艺所制备的酪蛋

白具有不同的黏度和乳化能力，因此需要对不同的酪蛋白进行深入研究，选择适合所开发产品特征的种类。

从营养学角度来讲，号称"蛋白之王"的乳清蛋白更易吸收，可以快速提高血液中氨基酸的含量，俗称"快蛋白"，能够快速释放氨基酸而使血液中的氨基酸含量增加，从而促进蛋白质合成反应；酪蛋白虽然难以消化，但被称为"缓释氨基酸"，俗称"慢蛋白"，在缓慢的消化过程中，能不断地提供氨基酸，从而维持血液中的氨基酸浓度，保证了蛋白质合成反应不断进行，因此选择何种蛋白，需要根据临床应用特征而定。

从生产角度讲，制备稳定的产品是生产的唯一目的，作为主要原料的蛋白质，因受热、pH、离子影响是其变性的主要原因，所以在乳剂或者混悬剂 FSMP 中，不仅需要使用热稳定性良好的蛋白质作为蛋白源，还应当从配方角度将使其变性而破坏体系的因素降至最小。在目前国外已经上市的产品中，酪蛋白和乳清蛋白均有使用，但因其热稳定性不同，采用的灭菌工艺也略有不同，比如采用酪蛋白作为蛋白质来源的产品可以耐受强烈的灭菌条件，如 121℃ 12 分钟，这类产品完全满足商业无菌的要求，拥有较长的保质期，且无须冷藏保存或运输；而采用乳清蛋白作为蛋白质来源的产品，随着离子浓度的升高，其变性温度会有所降低，因此可以采用巴氏灭菌，同时还应当选择耐热性能良好的乳清蛋白。采用巴氏灭菌的产品对于某些耐热菌的杀灭作用弱，因此存在一定的风险，需要的储存条件也相对苛刻，一般需要冷藏保存和冷链运输。

在 FSMP 配方筛选过程中，选择蛋白质的种类不仅需要满足营养学需求，使机体可以获得稳定、持续的蛋白质供应，促进机体蛋白质的合成代谢；还需要从产品仓储、运输及保质期角度进行考虑，以满足仓储和运输成本最低、保质期相对较长的基本要求。

2. 碳水化合物的筛选

碳水化合物是机体代谢不可缺少的基础营养素之一，单糖、二糖及多糖都属于碳水化合物，其在体内经过水解产生葡萄糖而参与机体的代谢，糖类化合物是一切生物体维持生命活动所需能量的主要来源。碳水化合物不仅是营养物质，而且有些还具有特殊的生理活性。例如：肝脏中的肝素有抗凝血作用；血型中的糖与免疫活性有关。此外，核酸的组成成分中也含有糖类化合物，如核糖和脱氧核糖。因此糖类化合物对于机体的正常运转具有极其重要的意义。

在 FSMP 中最为常用的碳水化合物为麦芽糊精、蔗糖及葡萄糖浆等。麦芽糊精是以淀粉或者淀粉质为原料，经酶轻度水解、精制、喷雾干燥而成的不含游离淀粉的淀粉衍生物，按 DE 值可分为 MD10、MD15 和 MD20，DE 值代表水解度，按照 GB/T 20884—2007 中规定，麦芽糊精的最大 DE 值≤20。

麦芽糊精的不同 DE 值代表其不同的水解程度，因此在不同产品中的应用效果也不相同，比如使用高 DE 值麦芽糊精的样品黏度比低 DE 值的低，这是因为高 DE 值麦芽糊精所含糖（单糖、二糖、三糖等）相对较多。而黏度又和稳定性相关，通常黏度低的产品稳定性要稍劣于黏度高的产品。除了制剂稳定性之外，不同水解度的麦芽糊精进入体内后的血糖生成指数（GI）不相同，高 DE 值产品因为其水解度高，因此 GI 值也相应更高，因此在 FSMP 配方中选择碳水化合物时，不仅要从产品稳定性的角度选择原料，而且要从临床使用的角度考虑，比如要考虑所研发 FSMP 的最终适用人群，比如糖尿病患者应当选择低 DE 值的麦芽糊精，避免血糖突然上升造成的人体伤害；而围手术期需要快速补充能量的患者则需要使用高 DE 值的麦芽糊精，以便快速获得能量。

3. 脂肪的筛选

脂肪是人体必需的三大营养素之一，是食物中提供热量和脂肪酸的主要成分，通常以三酰甘油的形式存在，其在体内经过酶的水解生成脂肪酸，脂肪酸再进入线粒体氧化从而产生热量。

从生理功能来讲，脂肪酸可分为必需脂肪酸和非必需脂肪酸。必需脂肪酸是指机体生命活动必不可少，但机体自身又不能合成，必须由食物供给的多不饱和脂肪酸（PUFA），主要包括两种：$\omega-3$ 系列的 $\alpha-$ 亚麻酸（C18:3）和 $\omega-6$ 系列的亚油酸（C18:2）。非必需脂肪酸是机体可以自行合成，不必依靠食物供应的脂肪酸，包括饱和脂肪酸和一些单不饱和脂肪酸。

在 FSMP 配方中脂肪一般多选用菜籽油、葵花籽油、红花籽油、鱼油和 MCT 等，其脂肪酸的组成有所差异，比如红花籽油中的 $\omega-9$ 不饱和脂肪酸（油酸 C18:1）含量较高，而鱼油中富含 $\omega-3$ 不饱和脂肪酸，如二十碳五烯酸（DHA）和二十二碳六烯酸（EPA）；MCT 是以椰子油为基础提取压榨而成的，以辛酸（C8）、癸酸（C10）为主，饱和度高达 95%，不同脂肪的脂肪酸组成见表 4-4。

表 4-4　不同食用油的油酸和亚油酸组成

脂肪酸	油茶油	菜籽油	花生油	葵花籽油
油酸	74.34	54.14	45.27	15.25
亚油酸	7.08	23.57	31.36	60.92

根据 GB 29922—2013，不同生长发育期对脂肪酸的需求有所不同，因此在全营养 FSMP 中对于脂肪酸的比例进行了详细规定，详细要求见表 4-5。

表 4-5　全营养 FSMP 脂肪酸要求

适用人群	亚油酸供能比（%）	$\alpha-$ 亚麻酸供能比（%）
1~10 岁	≥2.5	≥0.4
10 岁以上	≥2.0	≥0.5

在 FSMP 中可选的脂肪种类繁多，确定全营养 FSMP 脂肪源时只需要关注 ω–6 不饱和脂肪酸与 ω–3 不饱和脂肪酸的比值即可；但特定全营养 FSMP 则根据患者的疾病代谢特征，选择不同的功能性脂肪，比如肝病患者的全营养 FSMP 中可以选择 MCT 作为脂肪来源，利用 MCT 独特的代谢途径减轻肝脏的负担，而肿瘤患者适用的配方则需要添加鱼油，以提供足够的 ω–3 不饱和脂肪酸（EPA 和 DHA），利用其生理活性而改善患者的身体状况。

综上所述，不同产品具有不同的脂肪酸组成，其临床应用也不尽相同，例如费森尤斯卡比公司的瑞素®、瑞能®和瑞先®，其脂肪酸组成见表 4–6。

表 4–6　不同产品的脂肪酸组成

	瑞素®	瑞能®	瑞高®
脂肪种类	菜籽油、葵花籽油、鱼油	红花籽油、葵花籽油、鱼油、MCT	大豆油、MCT、亚麻籽油、鱼油
ω–6∶ω–3	2.3∶1	无	4∶1
产品类别	全营养	特定全营养	特定全营养
适应人群	营养不良患者	肿瘤患者、慢性阻塞性肺疾病患者	烧伤患者、透析患者

4. 表面活性剂的筛选

在 FSMP 中常用的表面活性剂为大豆磷脂、脂肪酸甘油酯，其中大豆磷脂的规格相对较多，包括粉末磷脂、颗粒磷脂、液体磷脂及半固态磷脂，应用场景略有不同。颗粒磷脂、粉末磷脂及膏状磷脂在生产过程中需要额外分散工序，耗能和生产时间会略有增加，但是其磷脂含量一般较高，按丙酮不溶物计算，均应达到 95% 以上，便于计算准确添加量；液体磷脂便于生产添加，但是一般采用大豆油为溶剂，其丙酮不溶物约为 60%，因此部分油脂的存在可能会轻微改变 FSMP 中的脂肪组成，在研究过程中需要扣除脂肪，否则会造成脂肪含量偏高，磷脂添加量较大时可以严重影响脂肪供能比，比如瑞素®配方中如果大豆磷脂的添加量为 1%，该磷脂的丙酮不溶物为 60%，其脂肪的变化情况见表 4–7、4–8。

表 4–7　液体磷脂和粉末磷脂对处方的影响

组成	配方 1	组成	配方 2
蛋白质（g）	38	蛋白质（g）	38
脂肪（g）	34	脂肪（g）	50.6
碳水化合物（g）	138	碳水化合物（g）	138
粉末磷脂（g）	10	液体磷脂（g）	10

表4-8 采用不同状态磷脂制备 PSMP 的能量密度变化情况

组成	配方1	配方2	增幅（%）
蛋白质（g）	38	38	0
脂肪（g）	34	50.6	48.8
碳水化合物（g）	138	138	0
能量密度（kcal/mL）	1.0	1.16	16

从表4-7和表4-8可以看出，在使用液体磷脂时，需要扣除液体磷脂中的溶剂，否则会严重影响配方的脂肪，另外，因为液体磷脂的溶剂一般为大豆油，因此加入后也会影响原配方中的脂肪酸组成，从而影响 ω-6 不饱和脂肪酸与 ω-3 不饱和脂肪酸的比例，结果见表4-9，配方中不同脂肪酸供能比变化情况见表4-10。

表4-9 液体磷脂对脂肪酸组成的影响

	配方1		配方2	
	菜籽油	大豆油	菜籽油	大豆油
油脂组成及含量（g）	34	0	17.4	16.6
油酸（ω-9）（g）	20.47		14.2	
亚油酸（ω-6）（g）	7.00		12.4	
α-亚麻酸（ω-3）（g）	2.85		2.6	
ω-6：ω-3	2.46		4.78	

表4-10 不同组成的脂肪中不饱和脂肪酸供能比变化

	配方1	供能比（%）	配方2	供能比（%）
油酸（ω-9）（g）	20.47		14.2	
亚油酸（ω-6）（g）	7.00	6.1	12.4	10.8
α-亚麻酸（ω-3）（g）	2.85	2.5	2.6	2.3

根据表4-9及表4-10的结果可知，因为在使用液体磷脂时额外引入了一些其他脂肪，原有的脂肪酸组成会发生相应的变化，因此在针对全营养 FSMP 配方设计时，应当考虑该变化是否会引起 ω-6 不饱和脂肪酸与 ω-3 不饱和脂肪酸的变化。

液体磷脂和粉末磷脂、固体磷脂、颗粒磷脂除了上述区别外，其磷脂的组成也有所不同，大豆磷脂的主要成分包括磷脂酰胆碱（phosphatidylcholine，PC）、磷脂酰乙醇胺（phosphoethanolamine，PE）、磷脂酰肌醇（phosphatidylinositol，PI）、磷脂酰丝氨酸（phosphatidylserine，PS）等，其中 PC 和 PE 是其主要成分。磷脂的乳化能力由其组成决定，比如 PC 和 PE 的含量不同，其乳化能力也不同。安红等人对大豆磷脂的乳化性能进行了研究，使用磷脂酰胆碱含量分别为 25.6%、35.5%、40.7%、51.7% 和 67.0% 的大豆卵磷脂作为乳化剂时，PC 含量为 25.6% 的大豆磷脂制备的稳定乳剂，大豆磷脂用量为0.82%（W/V），而 PC 含量为 67% 的大豆磷脂所制备的稳定乳剂，大豆磷脂用量达到

1.35%（W/V），因此 PC 含量越高，其乳化时所需要的大豆磷脂量也越大。当加入 1% 的大豆卵磷脂作为乳化剂时，PC 含量为 25.6% 的大豆磷脂制备的乳剂中油/水（V/V）比例可以达到 0.6，而 PC 含量为 67% 的大豆磷脂所制备的乳剂中油/水（V/V）比例仅为 0.42，因此 PC 含量低的大豆磷脂具有更好的乳化性能。因此，在筛选大豆磷脂时应当对其组成和乳化效果进行深入研究。

三、乳剂型特殊医学用途配方食品工艺研究

全营养 FSMP 的配方中含有植物油、蛋白质、麦芽糊精、维生素、矿物质及微量元素，其中多种原料均不溶于水，因此在制备工艺中需要进行乳化，为了获得一个稳定的体系，需要先均质，减小颗粒的粒径以提高稳定性，同时需要对工艺过程中的温度进行控制，以减少细菌的污染水平。因此需要对整个工艺流程中固液分散、乳化、均质、灭菌几个步骤进行细致考察，其通用流程图见图 4 - 1。

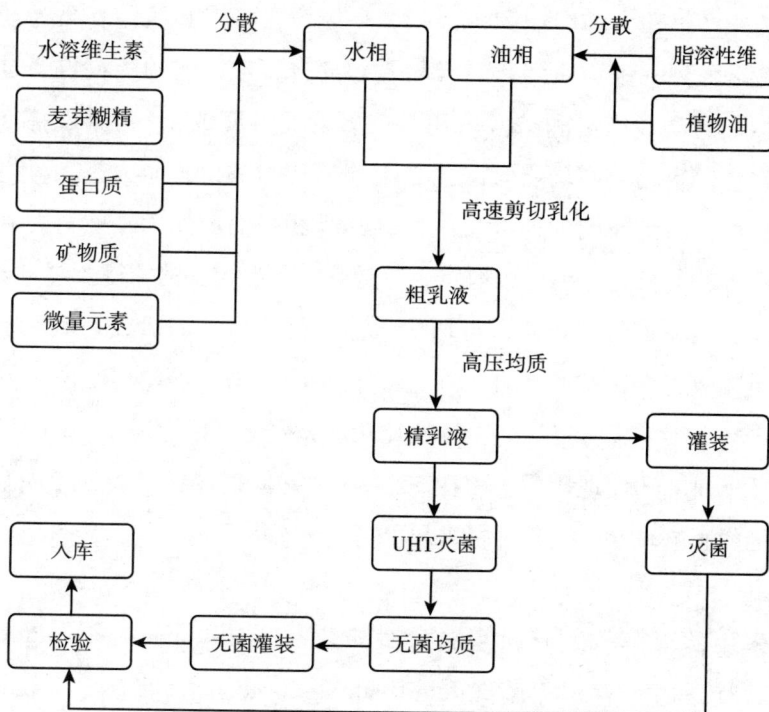

图 4 - 1　乳剂型 FSMP 生产工艺流程图

1. 乳化

乳化指一种液体以极微小液滴均匀地分散在互不相溶的另一种液体中的作用，是液 - 液界面现象。例如：两种不相溶的液体，如油与水，在容器中分成两层，密度小的油在上层，密度大的水在下层。在适量表面活性剂的存在下，外界施以适当的外力，会使油分散在水中，形成乳白色乳状液。

在 FSMP 工艺中，乳化是关键环节之一，乳化效果取决于剪切速率（shear rate），由公式：剪切速率 = 流速（v）/定转子之间的距离（m）可知，流速越高，剪切速率也越高，因此剪切机的转速越高，剪切速率越大，乳化效果也越好。

在剪切过程中不仅要关注剪切速率，也要观察乳液的温度变化。研究表明在乳化过程中，乳化的转速越高、时间越长，产生的剪切力也越大，所获得的乳液粒径越小，其稳定性也就越好，但是因为高速剪切过程中也会产生热量，导致乳液的温度上升，从而使一些维生素降解，因此，需要采用控温的方式，在保证最佳乳化的同时，也要考虑易降解物质对温度的敏感性。

2. 均质

均质的目的是使脂肪乳粒变小，同时与 FSMP 配方中的蛋白质有效结合，从而增加脂肪乳粒的密度，减缓脂肪上浮的速度，提高产品的稳定性。

均质是利用高压均质机使乳粒从大变小的过程，高压均质机在食品领域有诸多应用，比如鲜奶、乳粉生产过程中均会用到该设备。高压均质机以高压往复泵为动力传递及物料传递，将物流输送到一级均质阀和二级均质阀部分，被输送的物料再通过均质阀狭缝产生的瞬间强烈的剪切、撞击和空穴效用，使大的乳粒变成小的乳粒，在这个过程中，输送的速度是相对恒定的，而均质阀的狭缝由均质压力决定，压力越大，物料所通过的均质阀狭缝就越小，出阀瞬间的速度也越大，其所获得的剪切力、撞击力和空穴效应也越强，因此所获得的乳粒也越小，故均质压力是决定乳粒粒径的关键。

刘红霞等人对纯牛奶脂肪球粒径与均质工艺进行了详细的研究，研究结果表明均质压力越大，均质次数越多，其脂肪球的平均粒径、D_{50}、D_{90}、D_{10} 均有所下降；同时研究发现，均质第 3 次和第 4 次所获得的乳粒粒径几乎无变化，因此对于牛奶而言，均质次数相对要求比较低；研究还发现均质温度在 50 ~ 80 ℃ 之间时，粒径差异不明显，因此均质的温度对于粒径的影响较小，无显著性差异。

3. 灭菌

食品中常采用的灭菌方式有超高温瞬时灭菌（ultra – high temperature instantaneous sterilization，UHT）和水浴高温灭菌（water bath sterilization），前者工作效率高，适合大批量且成分相对简单的产品；后者适合组分复杂，性质特殊且小批量生产的产品。

在液态食品中常采用 UHT 的方式，UHT 是将产品在封闭的系统中加热到 135 ~ 150 ℃，保持 2 ~ 8 秒后迅速冷却的一种杀菌方法。将 UHT 和无菌包装技术结合起来，经过 UHT后，在一个无菌的环境中将产品包装起来，就可有效地控制产品的微生物总量，极大地延长食品保质期，并且由于杀菌持续时间很短，可最大限度地保存产品营养和风味。

UHT 由英国于 1956 年首创，在 1957 ~ 1965 年间通过大量的基础理论研究和细菌学研究后应用于生产中。20世纪50年代，UHT设备由荷兰的斯托克（Stork）公司首先研制。20世纪60年代，无菌灌装技术与UHT技术相结合，从而使灭菌乳工艺得以发展。当今欧姆加热装置、气流式杀菌装置、塔式杀菌装置等技术的研发使UHT技术又得到了进一步的发展。20世纪80年代，我国引进国外UHT技术。1989年，UHT杀菌技术被美国食品工艺研究所誉为50年来食品科学中最重要的成果。

FSMP与乳制品有相似之处，但是亦有很多不同，比如在乳制品和FSMP中都含有蛋白质，但牛奶中的蛋白质最高也仅为3%，且以酪蛋白为主，耐热性能优良，而FSMP部分产品的蛋白质含量高达10%，不同的配方使用不同的蛋白质，而且含有麦芽糊精等物质，因其理化性质不同而具有不同的糊化温度，因此在选择FSMP灭菌条件时，需要考虑蛋白质的耐热性以及碳水化合物的糊化温度，避免因温度过高使蛋白质变性或碳水化合物糊化，从而导致UHT设备堵塞或难以清洁。

FSMP经UHT后，可能会有一部分不耐热的蛋白质变性，因此，一般需要对灭菌后的产品进行再次均质（该均质机需要无菌化处理，避免二次污染），然后再无菌灌装。

除了采用UHT外，还可以采用水浴高温灭菌的方式，该方式是将纯化水经换热器用蒸汽加热成过热水，注入杀菌器中，从而实现高温的一种杀菌方式，也是食品中常用的杀菌方式之一。

在高温杀菌工作过程中，杀菌的主要对象是肉毒芽孢螺旋杆菌，此菌能产生对人体造成致命伤害的毒素，属于耐热性厌氧菌，在121℃环境中3分钟将失去生物活性，在100℃环境中6小时左右失去生物活性。当然，温度越高，该菌存活时间越短。在实际工作中，采用121℃杀菌较为适宜，此温度对产品包装材料的要求适中，同时在此条件下杀菌所需要的时间也相对较短（115℃30分钟与121℃8分钟的灭菌效果相当），能够较好地保证食品口感。121℃4分钟杀菌时，其FO值理论值已经达到4，食品中已经无法检测出肉毒芽孢螺旋杆菌，能够商业无菌的要求。

在灭菌过程中各种营养素会发生相应的变化，比如脂肪会氧化产生异味，蛋白质的口感会发生变化，维生素类如B族维生素和维生素C在高温下容易降解，因此不管采用何种灭菌方式，都要考虑在达到商业无菌的条件下尽可能地保证营养充足性。

第二节　非全营养特殊医学用途配方食品的案例研究

脂肪、蛋白质、碳水化合物是生命活动所必需的三大基础营养素，在机体代谢活动中缺一不可，但临床上因为患者的个体差异和疾病的代谢特征不同，不同患者对营养素的需求各不相同，导致全营养FSMP很难满足人体的各种需求，因此催生了脂肪组件、蛋白质组件、碳水化合物组件等产品。除此之外，常见的非全营养配方食品还包括电解质配方、增稠组件、流质配方和氨基酸代谢障碍配方等。

一、脂肪组件

脂肪组件是由长链脂肪甘油三酸酯、MCT 及法规规定可以使用的其他脂肪酸作为原料制备而成的产品，适用于需要补充脂肪酸或者能量及需要生酮饮食的患者，该类产品一般具有较高的能量密度，目前已上市的产品中，例如雀巢的 Medium Chain Triglycerides（MCT Oil）、Microlipid®，及费森尤斯卡比公司的 Fresubin® 5 kcal Shot 均属于脂肪组件。

Fresubin® 5 kcal Shot 是由低芥酸芥花油和 MCT 作为原料，经乳化、均质制备而成的水包油型乳剂，其能量密度高达 5.0 kcal/mL，不仅可以提供人体必需的脂肪酸，配方中含有的 13.9% MCT 还可以实现快速供能，而且 MCT 分子量低，对胆汁依赖小，可以直接进入门静脉进行吸收，从而能够减少因消化而对胆汁的需求，有效地减少肝脏负担，该产品适合肝功能损伤的患者，亦可作为生酮饮食的产品。

Microlipid® 是能量密度高达 4.5 kcal/mL，采用红花籽油（sunflower oil）为原料，经过剪切乳化、高压均质、灭菌而获得的水包油型乳状液，红花籽油属于高多不饱和脂肪酸，含有丰富的亚油酸，含量为 69% ~ 80%，因此可以提供充足的 ω – 6 不饱和脂肪酸。红花籽油亦有高油酸型，其油酸含量为 60% ~ 70%，亚油酸含量约为 25%，由于不同的脂肪酸组成具有不同的营养功能，因此在开发此类产品时应当准确定位患者人群，避免因营养素研究不充分导致的不良反应。

二、蛋白质组件

蛋白质参与机体的每一个环节，被称为"生命之源"，由于临床患者的个体营养状况、营养需求及疾病的代谢特点不同，全营养产品不能完全满足所有患者的需求，因此蛋白质组件就具有巨大的意义。蛋白质组件在临床上需要协同全营养 FSMP，其使用方法应当根据患者的营养状况决定。

蛋白质在分解代谢后提供氨基酸，人体对氨基酸的需求包括必需氨基酸、非必需氨基酸和条件独立型氨基酸（dispensable amino acids，DAAs），见表 4 – 11。

表 4 – 11   人体所需氨基酸的分类

必需氨基酸	非必需氨基酸	条件独立型氨基酸
异亮氨酸	组氨酸	精氨酸
亮氨酸	丙氨酸	半胱氨酸
赖氨酸	天冬氨酸	谷氨酰胺
蛋氨酸	天冬酰胺	脯氨酸

续表

必需氨基酸	非必需氨基酸	条件独立型氨基酸
苯丙氨酸	精氨酸	酪氨酸
苏氨酸	半胱氨酸	
色氨酸	谷氨酸	
缬氨酸	谷氨酰胺	
	甘氨酸	
	脯氨酸	
	丝氨酸	
	酪氨酸	

Victoria Hammer Castellanos 等人对市面上流通的蛋白质组件进行了综述，将氨基酸组件按不同成分分为 4 类，包括整蛋白型、胶原型、氨基酸型和整蛋白结合氨基酸型。

1. 整蛋白型

该类产品是以蛋清蛋白、大豆蛋白、乳清蛋白、牛奶蛋白（如酪蛋白）中的一种或者多种为原料制备而成的产品。整蛋白型的优点在于其含有人体所需的 8 种必需氨基酸，且口感较好。

蛋白质的种类不同，其生物利用度、净蛋白利用率、蛋白效价等也有所不同，Victoria Hammer Castellanos 等人对各种蛋白质的进行了研究对比，见表 4 - 12。

表 4 - 12 不同蛋白质的效价

蛋白质	真实消化率	蛋白质净利用率	生物效价	蛋白质效率比	蛋白质消化率校正氨基酸评分
牛奶蛋白	95	81.6	84.5	3.1	100
酪蛋白	99	72.1	79.7	2.9	100
乳清蛋白	99	92	104	3.0	100
蛋清蛋白	98	82.5	83.0	3.8	100
大豆蛋白	95 ~ 98	61.4	72.8	2.3	100
胶原蛋白	95	NA	NA	NA	NA
明胶	95	2.5	NA	- 1.25	0

目前国外已经上市的整蛋白型蛋白质组件中，以雀巢公司的 Beneprotein® 为例，该产品以低乳清蛋白为原料，钠、钾、钙的含量分别为 2.1 mg/g、5.0 mg/g、2.3 mg/g。National Nutrition Inc 公司和 Nestle Nutrition 公司生产的 ProSource® 和 Additions® 也属于整蛋白型产品，均以乳清蛋白和酪蛋白为主要原料制备而成。

2. 胶原型

胶原蛋白由水解胶原白浓缩而成，可与其他胶原蛋白结合（如与酪蛋白结合），典型的胶原蛋白含有 8 种人体必需氨基酸，但是其必需氨基酸含量水平较整蛋白型蛋白质低，且属于乏色氨酸蛋白产品。胶原蛋白在使用时应当补充色氨酸，在与其他整蛋白联合使用时，可以有效地增加所有必需氨基酸的摄入量。已经上市的产品，如 National Nutrition

Inc 公司生产的 Liquid ProSource®，该产品中组氨酸的含量较低，因此在使用过程中需要添加组氨酸，以促进蛋白质的合成代谢。另外 ND Labs 公司生产的 LPS 15/30 属于乏甲硫氨酸和半胱氨酸的蛋白质组件，在使用过程中需要补充以上两种氨基酸，以促进蛋白质的合成。

3. 氨基酸型

该类产品以氨基酸为原料制备而成，其特点在于可以根据需求对各种氨基酸进行配比，该类产品一般添加一种或者多种条件 DAAs，如精氨酸、谷氨酰胺、半胱氨酸或者其衍生物 N – 乙酰半胱氨酸等，用于特殊的临床需求。但是其缺点为氨基酸口感差，临床依从性差；同时因为肠外营养中有大量的氨基酸注射液品种，所以该品种与肠外营养产品的竞争明显，具备开发性较弱的特点，因此市场上几乎无此类品种。

4. 整蛋白结合氨基酸型

该类产品是整蛋白型和氨基酸型的结合，在整蛋白的基础上加入一种或者多种条件 DAAs，该类产品不仅拥有良好的口感，还可以为患者提供特殊的氨基酸，能有效地加速患者康复。美国 ND Labs 公司生产的 LPS Critical Care 主要由胶原蛋白和酪蛋白组成，同时添加甲硫氨酸和半胱氨酸。美国 Novartis Nutrition Corporation 公司生产的 Resource® Argin-aid Extra 是以乳清蛋白为主要原料，并添加精氨酸的蛋白质组件，该产品中组氨酸的含量较低，属于乏组氨酸产品，因此在使用过程中需要添加组氨酸，以促进蛋白质的合成代谢。

三、非全营养特殊医学用途配方食品的开发

非全营养 FSMP 是指可满足目标人群部分营养需求的 FSMP，不适合作为单一营养来源，需要搭配其他食物或者 FSMP 使用，包括营养素组件［蛋白质（氨基酸）组件、脂肪（脂肪酸）组件及碳水化合物组件］、电解质配方、增稠组件、流质配方、氨基酸代谢障碍配方 5 大类产品。目前在国内上市的产品为苏州恒瑞健康科技有限公司的舒乐加® 和乐棠®，属于非全营养 FSMP 电解质配方。

组件型产品在 FSMP 中属于不可或缺的类别，其与全营养产品联用可以便捷、高效地满足患者个性化的营养需求。FSMP 的开发以临床需求为导向，组件型产品也不例外，脂肪组件是为了满足患者能量需求，脂肪酸需求及严格液体摄入需求；蛋白质组件是为了满足患者对某种蛋白质不耐受或者需要额外补充某种蛋白质的需求。本部分以蛋白质组件为例对非全营养 FSMP 的开发进行简单阐述。

1. 蛋白质组件产品配方设计

FSMP 对于蛋白质组件配方设计的依据主要包括：①患者或者疾病的临床特征；②患者的营养状况；③患者的肠胃功能（消化、吸收）。以患者或者疾病的临床需求为例，慢性肾病透析患者透析后需要补充额外的蛋白质，但是同时要控制磷、钠、钾、钙等元素

的摄入量，还应当重点考虑蛋白质中磷和钙的含量，因为有研究表明，血磷浓度每升高 1 mg/L，死亡风险增加 18%，血钙每升高 1 mg/L，死亡风险升高 8%，因此如果产品用于肾病透析患者，则应当优选磷含量较低、其他矿物质可控的产品，如果患者消化吸收存在障碍，那么还应考虑以易消化的蛋白质（乳清蛋白、蛋白水解物、多肽、氨基酸）作为原料。

蛋白质组件一般用于需要高蛋白饮食的患者，如肿瘤患者、肌肉减少症患者，或者用于因治疗而导致蛋白质流失的患者，如因手术导致的低蛋白血症患者、因血液透析或者腹膜透析造成的蛋白质流失的肾病透析患者，因此在开发蛋白质组件时应当充分考虑其应用场景，需要根据疾病的特征设计不同配方，因为产品的配方不仅影响临床使用效果，还应注重安全性的保障。

产品的配方设计与安全性息息相关，比如肾病患者使用的 FSMP 要求对磷、钾、钠、钙进行相关控制，而蛋白质会引入以上元素，因此在制备蛋白质组件时应当对其中所含的各种元素进行分析，结合日常添加量，确定最佳的蛋白质种类；肾功能健全的肿瘤患者使用的蛋白质组件只需要保证其营养充足性即可，对于其中的矿物质及微量元素要求较低；肌肉减少症患者使用的蛋白质组件需要有高比例的乳清蛋白，因为乳清蛋白中的亮氨酸含量较高，大约为 10%，是合成蛋白质的关键氨基酸，另外，乳清蛋白易消化、吸收，可以快速分解，为蛋白质的合成提供足够的氨基酸，因此乳清蛋白被称作"快蛋白"。

谷氨酰胺在肌肉蛋白质合成中也很重要。研究发现肌肉谷氨酰胺的含量与肌肉蛋白质合成成正相关，因此额外添加谷氨酰胺能促进生长激素的生成，有利于肌肉合成。而酪蛋白中的谷氨酰胺含量比较高，因此在配方中添加一定比例的酪蛋白将有利于肌肉合成代谢，除此之外酪蛋白由于其结构特征，消化速度较慢，因此在消化过程中可以持续释放肌肉合成所需要的氨基酸，基于其消化特点，酪蛋白也被称为"慢蛋白"。乳清蛋白和酪蛋白消化速度对比见图 4 - 2，氨基酸含量对比见图 4 - 3。

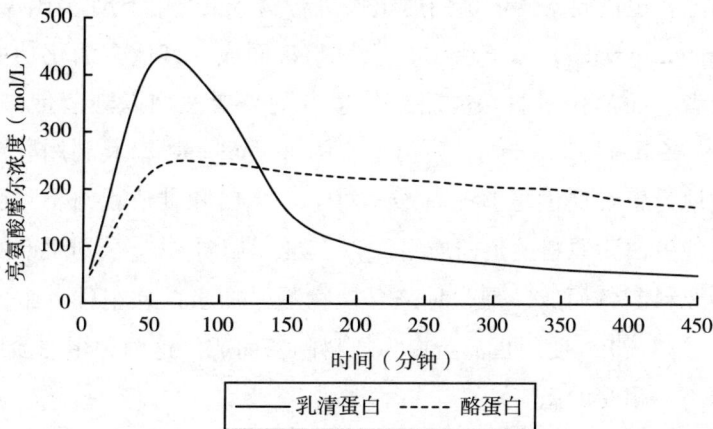

图 4 - 2　乳清蛋白和酪蛋白消化速度

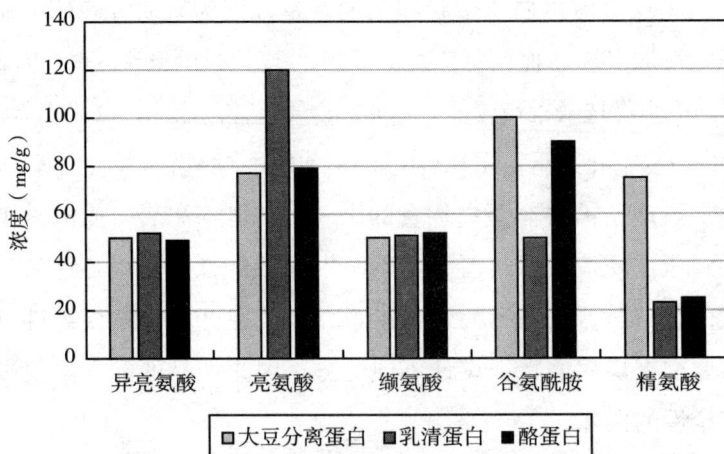

图 4 - 3　不同蛋白质中氨基酸浓度

整蛋白型蛋白质组件是在市面上流通最多的产品，因为其具有良好的口感和广泛的适用性，因此临床使用最多、最广泛。目前上市的产品中多数以乳清蛋白、酪蛋白、蛋清蛋白中的一种或多种为原料制备而成。所以该类产品属于全能型产品，对营养素和功能无严格限制的可以采用任何蛋白制备而成，反之，则需要不同种类的蛋白质进行配比，比如 National Nutrition Inc 公司和 Nestle Nutrition 公司生产的 ProSource® 和 Additions®，这两个品种均采用乳清蛋白和酪蛋白制备而成，适用于消化吸收稍差且需要补充蛋白质的患者。在配方中乳清蛋白容易消化吸收，可以被快速地利用；酪蛋白因为其理化性质原因，在碱性条件下可以形成胶束，均匀分散，而在酸性条件下则会形成蛋白球，因此消化和吸收较慢。除此之外，在功能上乳清蛋白可快速代谢成氨基酸，使血液中的氨基酸含量升高，促进了肌肉的合成，因此其肌肉塑造力更强；而酪蛋白可以持续不断地分解代谢为氨基酸，维持了血液中的氨基酸含量，因此具有抗异化作用能防止肌肉的分解。

不同特征的患者也需要不同的蛋白质组件进行营养支持，比如美国 Victus Inc 公司生产的 Enterex® Protein powder，以酪蛋白为原料制备而成，其适合消化功能良好，且需要补充蛋白质的患者。而消化吸收功能略差的患者则需要使用以乳清蛋白为原料的配方，如美国 Immunotec Medical Corporation 公司生产的 Immunocal®，其利用乳清蛋白易代谢的特点，可以有效地为患者提供足够氨基酸。对于酪蛋白和乳清蛋白不耐受的患者则需要以植物蛋白或其他蛋白为原料的蛋白质组件，比如 ND Labs Inc 公司生产的 Soy Pro，是以大豆分离蛋白为原料制备而成，是一种来自植物蛋白的蛋白质组件。Nutra/Balance Products Inc 公司生产的 EggPro 使用蛋清蛋白为原料制备而成。这两种蛋白质组件适用于对酪蛋白和乳清蛋白不不耐受的患者。

2. 蛋白质组件产品工艺设计

蛋白质组件配方因为原料种类少而相对比较简单，对于含有一种以上蛋白质的整蛋白型蛋白质组件，其常规的生产工艺可以借鉴蛋白质的生产工艺，在等同粉体学参数的情况下可以做干法混合，若其粉体学参数差异较大，则需采用其他手段进行混合，以确保配方中的蛋白质混合均匀。对于蛋白质组件可以采用干法或湿法生产，其优缺点也相对明显。干法生产成本低，生产品种受限且产品均匀性可能存在风险；湿法生产均匀性好，但是生产成本高，同时对设备要求也比较高。

（1）干法生产　将两种不同的蛋白质进行混合，但该方法存在一定的局限性，以ProSource®为例，其中含有乳清蛋白粉和酪蛋白两种蛋白，这两种蛋白质的堆密度和色泽均存在一定差异，因此纯粹干法生产会导致该产品出现不均匀现象。以美国 ND Labs Inc公司生产的 LPS Critical Care 为例，其配方的原料为精氨酸和乳清蛋白，两者密度不同，很难混合均匀，而且氨基酸的特殊气味和口感会使产品口感变差，因此需采用湿法生产，将氨基酸、蛋白分散在水中，在喷雾干燥的过程中使乳清蛋白包裹精氨酸，从而达到均匀和掩味目的，提高产品的品质。

（2）湿法生产　将蛋白质分散在水中，再经喷雾干燥而成，该法生产产品的均匀性和分散性均优于干法生产的产品。但湿法生产也存在一定的缺陷，比如如果配方中的酪蛋白较多，若存在离子则可能导致分散液的黏度增加，导致生产的便利性降低或者需要额外增加分散溶剂，从而造成能耗增加。

第三节　特殊医学用途配方食品开发的建议

一、制约我国特殊医学用途配方食品发展的因素

FSMP 在我国的发展存在两方面的制约因素：一方面受政策的制约，包括产品的注册、生产和销售；另外一方面受行业人才的制约。

FSMP 在我国还属于新兴产业，虽然目前有按照药品管理的产品在市场上销售，但基本被合资企业或者外企垄断，我国民族企业尚未有能够在此领域与其抗衡的企业，虽然在 2016 年 7 月 1 日开始执行的《特殊医学用途配方食品注册管理办法》已经正式执行，但与之配套的相关政策文件、指南、国标等均需要一定的时间进行更新或重新制定，因此政策是制约该行业发展的主要原因。其次，虽然我国经过了数十年的高速发展，人民群众的生活水平已经极大提高，但是对于营养的意识还稍显不足，营养教育不足使该类产品的市场营销也受限制，从而限制了产业的发展。在欧美发达国家，超市、药店均有此类产品销售，种类繁多且多数为国家医保品种，患者的使用成本和使用选择性较大，在长期的使用过程中，患者、医生、企业已经形成了一个完美的反馈链，促使企业不断

开发适合不同患者的产品，从而促进了行业的发展。

FSMP 的研发不同于普通食品，它在强调营养充足性的同时还需具有一定的临床效果，这是 FSMP 区别于其他食品的关键所在，所以产品的配方设计成为其关键，而配方设计需要结合临床需求、疾病代谢特征、营养学的相关知识，才能为患者提供一款安全、有效的特殊食品。比如肿瘤患者适用的 FSMP 需要提高蛋白质的比例并要求含有 ω－3 不饱和脂肪酸（以 EPA 和 DHA 计）。首先，按照指南要求蛋白质的含量不能低于 4.5 g/100 kcal，按照成人体重 60 kg 计算，其日均能量摄入量为 2100 kcal，则需要蛋白质 94.5 g，按照能量密度 1.5 kcal/mL 设计，蛋白质在 FSMP 中的含量要求达到 6.75%（m/V），同理，可以根据要求计算 ω－3 不饱和脂肪酸的用量；其次，再通过指南的其他要求，反向设计其他营养素的用量，从而得到一个简要的配方框架；最后，再根据营养学的相关知识对营养素的种类和用量结合工艺进行研究，对配方不合理之处再调整，最终形成一个产品。该行业在我国尚属启蒙阶段，因此存在临床营养研究不足、临床使用经验不足等问题，另外企业的研发人员也鲜有接触该类产品的核心技术，这就造成 FSMP 在我国难以快速上市的窘境。

二、开发建议

FSMP 的开发基于疾病的代谢特征和患者的营养需求，产品的主要功能和目的是改善患者的营养状况，因此需要满足安全性、营养充足性和有效性的原则，于是配方设计便成了产品开发的焦点。FSMP 虽然在我国应用已经有数十年时间，但产品的开发需要结合大量的营养学数据，比如不同代谢状况下的营养素需求，以及临床上进行的相关研究，以确定配方的科学性，而我国在此方面的研究稍有欠缺，这也是导致我国开发此类产品比较薄弱的主要原因。同时，因为 FSMP 的生产仅无锡华瑞制药有限公司、无锡纽迪希亚制药有限公司等少数几个工厂以药品的形式进行，因此对于生产技术人才的培养亦较为欠缺，这导致目前国内仅有少数几个公司进入该领域。技术积累和基础研究的滞后导致 FSMP 在我国的开发受到一定制约，积累尚不充足。对于 FSMP 的开发应当遵循以下几个原则：①政策层面，标准是配方设计的根本依据，目前我国相关部门正在不断出台和更新 FSMP 的相关标准，因此必须对其进行认真解读并跟踪标准的更新情况；②技术层面，FSMP 并非普通食品，专为满足患某种疾病或者特定情况下患者的营养需求，同时根据目前的发展趋势，个性化营养治疗是未来的主要趋势，因此需要根据临床的需求情况对剂型、产品的各项参数进行充分论证，以确保产品能够满足不同患者的需求。

我国的 FSMP 行业发展相对缓慢，存在经验不足、基础不健全的情况，根据国外产品的开发情况，笔者建议从以下几个方面进行产品的开发。

1. 仿创结合

FSMP 在欧美发达国家已经发展了几十年，纽迪希亚、费森尤斯卡比、雅培、雀巢等企业均有众多产品，因此产业成熟，以安素®为例，在国内仅有安素®、小安素®和全安素®三个品种销售，而在国外却有多个产品布局，比如高蛋白配方、高纤维配方、高能量密度配方等，尽可能做到满足不同患者的个性化营养需求。开发 FSMP 的核心就是产品的配方设计，而配方设计的依据则是临床研究，因此该类产品开发是以临床需求和疾病的代谢特征（如肌肉减少综合征是因为肌肉的分解代谢速率大于合成代谢速率，因此需要促进合成代谢，临床中需要补充足够的蛋白质以维持血液中的氨基酸浓度，促进肌肉合成反应不断进行。）为导向的，需要根据疾病的临床特征及患者的营养状况或可能存在的营养风险开发产品。

FSMP 在国外的临床应用已经有了相当的经验，我国也慢慢积累起经验，越来越多的医生和患者认识到了营养的重要性。因此 FSMP 在临床中的角色也已经由支持逐渐变为治疗，因此其临床地位越来越高，但为了实现一定的临床效果，必须有相应的科学依据，国外上市的众多产品已经确定了临床的有效性，因此是一个非常合适的仿制基础。但各国对于该类产品的法规有所不同，因此需要依据我国颁布的各项相关法规，在配方设计时需要根据 GB 29922—2013《特殊医学用途配方食品通则》、国内外临床研究材料、国内外权威医学和营养学机构发布的指南、专注及专家共识，与此同时还需要借鉴国外已上市产品的配方，根据中国膳食营养素参考摄入量（DRIs）对原有配方进行调整以满足我国相关法规的要求。

以无锡华瑞制药有限公司的瑞高®及其在欧洲上市的同款产品 Fresubin® HP Energy Tube Feed 为例，两个配方相比，蛋白质、脂肪、碳水化合物、钠、钾的含量均一致，但其他营养素方面，国外上市的产品均高于国内上市产品，详见表 4-13，其根本原因为国内上市产品的配方根据 DRIs 进行了相应调整。

表 4-13　瑞高®及 Fresubin® HP Energy Tube Feed 营养素对比（1000 mL）

营养素	瑞高®/Fresubin® HP Energy Tube Feed	营养素	瑞高®/Fresubin® HP Energy Tube Feed
蛋白质（g）	38	铬（μg）	50/67
脂肪（g）	34	钼（μg）	75/100
碳水化合物（g）	138	氟（mg）	1/1.3
糖（g）	5/8.5	硒（μg）	37.5/67
乳糖（g）	≤0.1	维生素 A（μg）	600/700
纤维素（mg）	0	维生素 D_3（μg）	3.5/13
水	790	维生素 E（mg）	7.5/13

续表

营养素	瑞高®/Fresubin® HP Energy Tube Feed	营养素	瑞高®/Fresubin® HP Energy Tube Feed
钠（mg）	750	维生素 K_1（μg）	50/67
钾（g）	1.25	维生素 B_1（mg）	1/1.3
氯化物（mg）	≤850/1150	维生素 B_2（mg）	1.3/1.7
钙（mg）	600/800	烟酸（mg）	9/16
磷（mg）	470/630	维生素 B_6（mg）	1.2/1.6
镁（mg）	200/25	维生素 B_{12}（μg）	2/2.7
铁（mg）	10/13	泛酸（mg）	3.5/4.7
锌（mg）	7.5/12	生物素（μg）	100/50
铜（mg）	1/1.33	叶酸（μg）	100/267
锰（mg）	2/2.7	维生素 C（mg）	45/67
碘（μg）	100/133	胆碱（mg）	200/367

再比如已在国外上市的瑞素®（国外产品名称为 Fresubin® 1000 Complete Tube Feed），其配方以枸橼酸镁为镁离子来源，以盐酸为酸度调节剂，而在我国的相关法规中枸橼酸镁不能作为营养强化剂或食品添加剂使用，因此必须根据 GB 14880—2012《食品营养强化剂使用标准》将枸橼酸镁变更为硫酸镁、氧化镁、碳酸镁或氯化镁等法规允许的食品强化剂，同理原配方中的酸度调节剂盐酸在 GB 2760—2014《食品添加剂使用标准》中只能用于蛋黄酱、沙拉（食品分类 12.10.02.01），不能用于 FSMP，因此也需要将其更换为其他符合 FSMP 要求的食品添加剂。

由于 GB 29922—2013 是对产品的概况要求，并无详细内容，着重体现了在配方设计时需要满足临床使用的安全性、营养充足性，具备一定临床效果及人群适用性，因此满足通则要求是开发产品的基本必要条件。除此之外，还应当考虑患者的营养状况、疾病的临床特征，以及在临床使用过程中的依从性，比如口感、黏度、包装体积、含水量等多个因素。

口味是决定食物接受度的关键因素，因此也应当注意对 FSMP 口味的研究。P. Darmon 等人对不同类型 FSMP 的临床应用进行了统计，发现奶基型产品普遍比果汁型更受欢迎，这主要是因为奶基型产品的口感更好。

在国外一个产品可能有多种口味，个别产品的口味能达到 8～10 种，可以满足不同人群的需求，国外产品常见的口味有香草味、巧克力味、草莓味、咖啡味等，但这些口味均是按国外的饮食习惯开发的，并非我国人群习惯或者喜欢的口味，因此必须进行大量的数据调研，以确定我国患者喜欢的口味。据文献研究，口感是影响临床使用依从性的首要因素，因此一款产品具有好的口感才能被广泛接受，同时还应当考虑患者吞咽功能、液体摄入量等因素，以提高患者的依从性。

2. 考量特殊营养素

宏量营养素如脂肪、蛋白质和碳水化合物已经被人们熟知和重视，微量营养素的重要性在近年来的研究中也逐步得到了体现，越来越多的临床研究证明微量营养素影响着患者的营养状况。以慢性肾病患者为例，其营养素摄入与并发症的关系见图 4 - 4，慢性肾病透析患者在透析中不仅损失蛋白质，也会造成钙的流失，从而引发相关的骨骼疾病（如易骨折、关节变形等），因此慢性肾病透析患者需要补充足够的蛋白质及钙，但对于钙的补充不仅要考虑钙的吸收，也要考虑与钙结合的营养素，有研究表明，血磷每升高 1 mg/L，死亡率增加 18%，而血钙升高 1 mg/L，死亡率增加 8%，因此对于肾病透析患者所使用的 FSMP，采用碳酸钙、氯化钙、枸橼酸钙优于磷酸钙，除此之外还应当添加足够的能促进钙吸收的维生素 D。

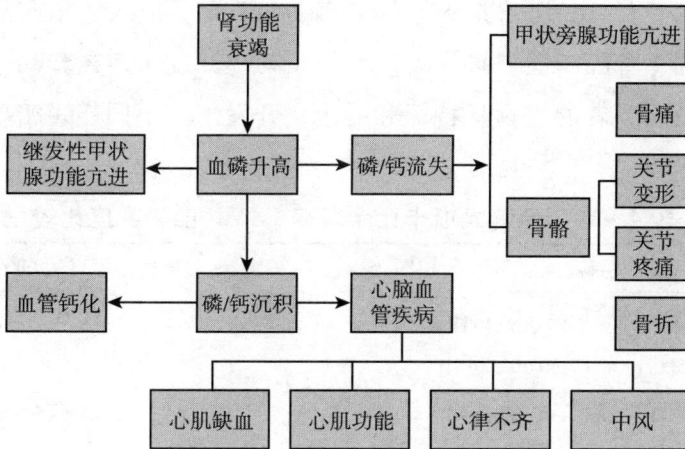

图 4 - 4　慢性肾病患者营养素摄入与并发症的关系

肿瘤患者使用的 FSMP 中 ω - 3 不饱和脂肪酸的作用已经得到了验证，欧洲 10 项临床研究证明，为肿瘤放化疗患者及时补充 ω - 3 不饱和脂肪酸，可以使体重增加或者维持、改变身体成分组成、保持较低的氧化应激状态、降低炎症发生率、有效提高患者生活质量。M. C. Mocellin 等人研究发现 ω - 3 不饱和脂肪酸有利于胃癌患者对蛋白质的吸收，提高血清蛋白含量，从而能提高患者的预后，有效地抑制炎症因子。因此在 2018 年 9 月 7日发布的《食品安全国家标准 肿瘤全营养配方食品（征求意见稿）》中对 ω - 3 脂肪酸的供能比进行了明确的要求："规定 EPA 的含量为 ω - 3 脂肪酸（以 EPA 和 DHA 计）在配方中的供能比应为 2% ~ 6%，其中 EPA 含量不低于 50%。"此项规定比 GB 29922—2013《特殊医学用途配方食品通则》中 ω - 3 不饱和脂肪酸的要求更高，目的是突出强调 ω - 3脂肪酸，特别是 EPA 肿瘤患者的重要性。

3. 布局细分市场

目前我国 FSMP 在临床中的应用受品种限制，比如无锡华瑞制药有限公司仅有瑞素®、瑞高®、瑞能®、瑞先®和瑞代® 5 个产品，其适应证也仅限于围手术期、应激代谢、糖尿病和肿瘤等几个领域，虽然涵盖的领域比较广，但是医生和患者的选择仍然较少。现有产品的使用是一个产品对应一个领域，以肿瘤型产品瑞能为例，其能量密度为 1.3 kcal/mL，适合对液体摄入限制不严格的患者，若肿瘤患者伴有肾衰竭，临床需要进行液体摄入限制时，该产品将因其能量密度相对较低而略显不足，此时应当选择国外常用的能量密度为 2.0 kcal/mL 或者以上的产品。因此为满足临床需求，应当开发不同能量密度的产品，以满足不同能量摄入需求和液体摄入需求的患者。

以费森尤斯卡比公司在国外上市的全营养 FSMP 为例，经查询，该公司共有 42 款 FSMP，分为口服型产品（口服营养补充剂）、管饲型产品、成人适用产品和儿童适用产品，为了满足不同患者的不同需求，其在不同系列里开发了多款产品，以全营养产品为例，为了满足不同患者的进食量特征和需求，开发出了不同能量密度的产品，详见表 4 – 14。

表 4 – 14　费森尤斯卡比全营养 FSMP 能量密度比较

产品名称	能量密度（kcal/mL）
Fresubin® 1000 Complete Tube Feed	1.0
Fresubin® 1500 Complete Tube Feed	1.0
Fresubin® 1800 Complete Tube Feed	1.2
Fresubin® 2250 Complete Tube Feed	1.5

从表 4 – 14 可知，以上产品的适应证完全相同，均适用于以下几类患者：①短肠综合征患者；②难治性营养不良患者；③术前营养不良患者；④行全胃切除术、患肠瘘等疾病营养不良患者；⑤炎症性肠病患者。

从以上产品的特征来看，均为全营养产品，其区在于脂肪、碳水化合物和蛋白质的供能比不同，不同的设计用于满足不同患者的营养素需求、能量摄入需求或者是液体摄入量需求，比如长期卧床或者能量需求低的老年患者可以选择低能量密度的产品（Fresubin® 1000 Complete Tube Feed）；伴有心力衰竭并有高能量摄入需求（如应激状态）的患者优先选用高能量密度产品（Fresubin® 2250 Complete Tube Feed）；有液体摄入量限制的患者也应当使用高能量密度产品。

从国外产品的布局和发展来看，企业将更多的技术和力量投入了细分市场的产品开发，希望所有的患者都能够找到符合自己需求的产品，以期达到个性化营养支持/治疗的目的。

4. 创新

随着医疗条件的不断改善和临床研究的深入，FSMP 也得到了飞跃性的发展，支持路径不断升级，产品配方不断改进，使众多患者获得了良好的临床效果。回顾 FSMP 的发展历史，其创新主要包含以下几个方面的内容：①配方创新，通过添加新发现的功能性成分而使患者受益最大化；②剂型和包装创新，传统的 FSMP 以乳剂和粉剂为主，这两种剂型可以满足大部分人群的需求，但是仍有部分患者，如低龄儿童患者或者吞咽功能严重减退的患者因自身器官功能障碍，使用传统的乳剂或者粉剂容易造成吸入性肺炎，增加临床风险，因此可以开发出更适合此类人群的凝胶剂等剂型，或者适合患者使用的单次剂量包装，以减少产品开封后的污染，从而降低不良反应发生率（腹泻）；③应用创新，此创新在于不断地优化现有营养支持/治疗途径或者个体化营养治疗的策略，比如通过对患者身体的数据分析，设计不同阶段的营养支持/治疗的产品组合，以满足患者临床营养需求，同时将风险最小化。

（1）配方创新　随着研究的不断深入，FSMP 不仅拥有营养功能，其治疗功能也初具雏形。治疗功能实现的关键在于营养素的选择和合理搭配，因此目前的 FSMP 已经与传统营养有本质区别。在 FSMP 配方设计中添加具备一定功能的营养素（如功能性脂肪、功能性蛋白质、功能性的碳水化合物、超常规剂量的微量营养素或者维生素）将是创新的关键。

FSMP 产品在几十年的应用中不断发展和完善。在最初阶段，人们关注最多的是蛋白质、脂肪、碳水化合物这三大营养素，而随着临床研究的不断深入，研究者更加关注功能性成分在临床中的价值，从而在开发 FSMP 时添加，目前常添加的功能性成分包括鱼油、精氨酸、谷氨酰胺等具有一定生物活性的成分，因此 FSMP 的创新关键在于产品所需要实现的功能，如加速术后康复或抑制炎症因子，从而根据使用情况添加功能性成分。

鱼油作为富含 $\omega-3$ 不饱和脂肪酸的脂肪，经临床验证具有抑制炎症因子，可维持或者增加体重，增加蛋白质吸收，改变身体成分组成等作用，因此可以作为功能性脂肪，目前在 FSMP 中的应用已经得到广泛关注，在众多产品中也有所使用，并取得了良好的临床使用效果。同理使用其他功能性油脂也可以获得不同的临床效果。

苏籽油也含有大量 $\alpha-$ 亚麻酸，属于 $\omega-3$ 不饱和脂肪酸，是一种含多不饱和脂肪酸的天然油脂，主要成分 $\alpha-$ 亚麻酸的含量高达 50% ~70%，是目前发现的所有天然植物油中 $\omega-3$ 脂肪酸含量最高的。苏籽油的营养及药用价值在于它含有丰富的 $\alpha-$ 亚麻酸，其含量比天然鱼油中的 $\omega-3$ 不饱和脂肪酸高 3 倍，具有很大的营养价值。此外，苏籽油中$\omega-3$不饱和脂肪酸与$\omega-6$不饱和脂肪酸的比值为$5:1$，而鱼油为$1:1$，所以，苏籽油有许多富含$\omega-6$不饱和脂肪酸的植物油所不能取代的优点，它不仅能提高神经系统功能，对学习记忆和行为活动有促进作用，而且可调节免疫系统功能，降低并预防多种疾病的发生和发展，并有延长寿命、延缓衰老的效果。

苏籽油在中国的食用、药用具有悠久的历史，《神农本草经》将其列为上品。同时现代医学研究苏籽油具有保肝、抗血栓、降血脂、降血压、保护视力、提高智力的作用，并对过敏反应及炎症有抑制作用。

在国际市场上，鉴于苏籽油对$\omega-6$系列脂肪酸有竞争性抑制作用及其多方面的生理和药理作用，日本、美国等学者研究开发了苏籽油的药用制剂和保健食品，为预防由于现代饮食中油脂摄入不平衡所引起的许多慢性疾病开辟了一个新领域。

日本油脂有限公司用一种从绿茶中提取的物质与苏籽油配伍，制成脂肪油制剂，给大鼠喂饲后可降低Ca^{2+}所诱发的慢反应物质活性抑制癌症的发生率，降低血清总胆固醇，提高高密度脂蛋白（HDL）与胆固醇比率等多种作用。日本SHOWA DENKO株式会社与ALIMENT工业株式会社共同开发了苏籽油的药用制剂——紫苏油软胶囊，可用于预防脑栓塞、高胆固醇血症、高血压、心肌梗死、气喘、过敏性疾病、癌症等多种慢性疾病。韩国以苏籽油防治循环系统疾病的研究仍然方兴未艾，苏籽油作为保健食品的添加剂是人们关注的另一热点。美国国立癌症研究所（NCI）已将另一种富含α-亚麻酸的亚麻籽油列为抗癌食品，日本也在极力开发一些以$\omega-3$脂肪酸为主要成分的防癌及改善过敏性患者体质的保健食品，由于在婴幼儿期神经系统发育时，对α-亚麻酸的生理需求量较高，并且因其具有抑制特异反应性皮炎、哮喘等过敏性疾病的作用，所以添加苏籽油在功能性食品中以减少过敏性疾病的发生率。

在我国，福州三爱药业有限公司已经将其开发成药品，主要成分为苏籽油（α-亚麻酸含量$>65\%$），功能主治：高胆固醇血症、高甘油三脂血症、混合高脂血症。这已经证明了苏籽油在临床中的有效性。除此之外，日本的Jino H研究表明苏籽油具有抗血栓作用，SHOWA DENKO公司已经从苏籽油中提取出能预防和治疗心血管疾病的成分。徐章华等的研究结果显示，紫苏籽油中富含的α-亚麻酸对大鼠具有良好的预防和降低血脂的作用，除此之外苏籽油可使伴有脑中风易发症的自发性高血压大鼠平均生存时间延长$15\%\sim17\%$，收缩压下降10%左右，使血小板凝集性显著降低，因此富含苏籽油的FSMP可以用于心脑血管疾病患者。

另有研究发现苏籽油具有促进小鼠的学习记忆能力的作用。文献报道从紫苏籽提取的脂肪油，可减少小鼠跳台错误次数；明显提高小鼠水迷路测验的正确率，缩短到达终点时间；并能促进小鼠脑内核酸及蛋白质的合成，调节单胺类神经递质水平。

基于以上研究，苏籽油可以作为 FSMP 中的功能性油脂进行添加，提供丰富的 ω-3 不饱和脂肪酸，利用其能调节神经递质水平的作用，可以开发成用于改善神经退行性疾病，如阿尔茨海默病患者适用的 FSMP。同理利用 α-亚麻酸抑制炎症因子的作用，可以采用苏籽油作为原料制备成适合围手术期患者的 FSMP，或适用于肿瘤、肾病患者的特定全营养配方。

除了苏籽油外，沙棘籽油也是在我国广泛使用的一种功能性油脂，沙棘籽油和沙棘果均具有较高的药用价值，可降低胆固醇、治愈心绞痛防治冠状动脉粥样硬化性心脏病；祛痰、止咳、平喘、治疗慢性气管炎；能治疗胃和十二指肠溃疡以及消化不良等，对慢性浅表性胃炎、萎缩性胃炎、结肠炎等病症疗效显著；对烧伤、烫伤、刀烧、冻伤有很好的治疗作用；对妇女宫颈糜烂也有良好的治疗效果。研究发现沙棘籽油是一种珍贵天然油脂，除了含有不饱和脂肪酸之外，还含有黄酮、维生素、植物甾醇、微量元素和 α-生育酚等 100 多种生物活性物质。

研究还发现沙棘籽油具有一定的抗抑郁和保肝作用，对大鼠溃疡性结肠炎组织具有一定的保护作用，其机理在于抗炎活性。根据试验研究数据或者临床研究数据，可以将沙棘籽油作为 FSMP 的原料，开发出具有一定抗炎、降血脂、保肝、调节免疫系统、抗肿瘤等生理活性的产品，用于肿瘤、肾病、围手术期的患者。

（2）剂型和包装创新　除了在营养素上进行创新之外，亦可依据不同人群的特点以及临床应用的特征进行细分领域的创新，目前 FSMP 的常见剂型有乳剂、粉剂和凝胶剂，每种剂型均有自己独特的特点，表 4-15 对主流的乳剂/混悬剂和粉剂的优缺点进行了详细的对比。

表 4-15　不同剂型 FSMP 的优缺点

剂型	优点	缺点
乳剂或混悬剂	①属于无须调配的均匀体系，保证营养素摄入量准确；②纳米级产品在肠黏膜滞留时间长，吸收度高；③无菌产品，不会因细菌污染而导致腹泻	①保质期短；②携带不方便
粉剂	①保质期相对较长；②携带方便	①使用前需要调配，可能导致营养素摄入量不够准确；②调配后的乳液粒径大，吸收慢，易发生堵管现象；③含有一定的细菌，处理不当容易产生发霉、微生物过度繁殖等现象而导致不良反应

在常规的粉剂和乳剂的基础上，可以根据患者的肠胃功能、吞咽功能、年龄特征等开发其他剂型的产品，或者是对产品的某种特性（如黏度）进行特殊处理，以满足特定的临床需求。

对于食道癌患者，由于在术前已经因为肿瘤出现吞咽困难，因此在术前只能进食流食，而术后一般通过鼻-胃管进行营养支持，因此对于围手术期食道癌患者的 FSMP，不仅要满足肿瘤特定全营养产品的特征（高脂肪、低碳水化合物、高蛋白、富含 ω-3 不饱和脂肪酸），而且必须为一种低黏度产品。

呕吐、恶心是肿瘤化疗常见的副作用之一，而放疗可能会导致局部组织水肿，因此在食道癌患者放化疗治疗期间，又需要根据患者的病理特征开发高黏度产品，减少使用后的反流概率，同时减少因反流造成的对放疗引起的水肿部位的刺激，从而减少炎症发生，最终提高营养支持的效果，降低住院治疗费用，缩短住院时间。

除了根据使用场景进行创新之外，还可以根据使用人群的饮食特征进行创新，比如 1~10 岁儿童一餐能量需求较低，常规包装无法一次饮用完毕，因此可以根据其需求开发小规格包装的产品，使其尽可能一次性使用完毕，避免因产品开启后造成的二次污染而浪费，或误服后引发腹泻等不良反应。费森尤斯卡比公司有肾病患者适用的高蛋白配方 Fresubin® 2 kcal Drink，其包装规格为 200 mL，但同时也有 125 mL 的迷你包装，不同的包装容量适合不同的患者使用，在补充充足能量的同时又避免了因包装容量过大而导致的不能在短时间内饮用完毕，以及反复开启增加污染概率等问题，从而降低不良反应的发生率。

（3）应用创新　由于患者的个体营养状况和疾病进展不同，很难有合适的产品供患者选择，因此，必须在临床应用上进行创新。目前按照我国的法律法规要求，FSMP 分为三类：全营养型、特定全营养型和非全营养型。非全营养型产品是对全营养型和特定全营养型产品的有效补充，以费森尤斯卡比公司的产品为例，其非全营养型产品 Fresubin® 5 kcal Shot 是一款脂肪组件，主要成分为低芥酸芥花油和 MCT，能量密度为 5.0 kcal/mL，因此可以有效地为患者提供能量或者满足患者对脂肪酸的需求。探索费森尤斯卡比公司网站可知，该产品可用于肾病透析、肿瘤和肝病患者，这主要是因为：①产品的高能量密度有效减少了肾病透析患者的液体摄入量，与其他全营养产品搭配使用有效地提高了总体能量密度，降低了患者总体摄入量，从而控制了液体摄入；②配方中 96.8% 的能量来自脂肪，碳水化合物供能仅占 3.2%，与其他全营养产品搭配使用，可有效提高产品脂肪酸为主要成分，满足肿瘤患者营养支持/治疗需采用高脂肪、低碳水化合物及适量蛋白质的需求；③配方中含有 12.9% 的 MCT，可以快速地提供能量并降低肝脏负担，因此在无合适产品选择时，可以用其搭配其他全营养产品，以达到快速供能或者降低肝脏负担的需求。

Fresubin® 5 kcal Shot 与已上市的肠内营养产品搭配，可以有效地提升能量密度，降低产品摄入总量，提高依从性，同时也满足了疾病的个体化需求，详见表 4-16、4-17。

表 4 – 16 产品联用后的液体摄入量与能量密度的变化

	瑞代®	瑞能®	瑞高®	瑞素®	瑞先®
与 Fresubin® 5 kcal Shot 搭配用量（mL）	120	120	120	180	120
与其他产品搭配用量（mL）	750	750	750	1000	750
液体摄入减少量（%）	56.50	61.33	42.00	41.00	42.00
原能量密度（kcal/mL）	0.90	1.30	1.50	1.00	1.50
联用后能量密度（kcal/mL）	1.72	1.78	1.98	1.61	2.41

从表 4 – 16 可以看出，采用高能量密度的脂肪组件与其他产品联合使用可以有效地提高产品的能量密度，降低产品的总摄入量，根据 G. P. Hubbard 等人的研究结果，能量密度越高，患者的依从性也越高。经过配伍使用的产品会变为一款高能量密度低容量（high energy density low volume，HELV）的 FSMP，国外众多研究发现此类产品不仅有良好的依从性，同时有益于控制患者的各种营养素（如水、电解质）摄入，与单独产品对比，联合使用更有利于增强患者营养素和能量的摄入，从而改善其营养状况。

表 4 – 17 产品联用后的供能比变化

类别	瑞素®	Fresubin® 5 kcal Shot	瑞素® + Fresubin® 5 kcal Shot
用量（mL）	750	60	810
能量（kcal）	750	300	1050
脂肪供能比	30.00%	96.80%	49.49%
蛋白质供能比	15.00%	0	9.54%
碳水化合物供能比	55.00%	3.2%	40.97%

联合使用产品的营养素供能比也发生了变化，导致适应证也发生了变化，经过对营养素改变的分析，联用后产品的可能的适应证见表 4 – 18。

表 4 – 18 非全营养与全营养产品联用后适应证的改变

瑞素®	瑞素® + Fresubin® 5 kcal Shot
①有胃肠道功能的营养不良或摄入障碍的患者，包括创伤或颅面部、颈部手术后患者；②咀嚼、吞咽困难患者；③意识不清或接受机械换气的患者；④手术后需要补充营养的患者；⑤神经性厌食症患者等。本品不含膳食纤维，可用于严重胃肠道狭窄患者；肠瘘患者；术前或诊断前的肠道准备	①对于传统生酮饮食治疗不耐受的患者；②伴有糖尿病的肿瘤患者；③慢性阻塞性肺疾病；④伴有肾功能障碍的肿瘤患者；⑤慢性肾病非透析患者；⑥液体摄入受限制的心脑血管疾病患者

从以上案例可以产出，合理的产品配伍，不仅能发挥出各自产品的优势，使原有产品的不足得以纠正，而且配伍后形成的"新产品"将具有新的特性和更广泛的应用，能更加有效地满足不同患者和特定营养状况的需求，从而有效地减少产品开发的总数量。

参 考 文 献

［1］ Stanley J，et al. Historical highlight of the development Enteral Nutrition ［J］. Surgical Clinics of North America，2011，91（4）：945 – 64.

［2］ 叶斯波力·塔斯恒. 谷氨酰胺联合 ω – 3 多不饱和脂肪酸肠外营养支持对结直肠癌患者术后营养状况和免疫功能的影响［D］. 新疆医科大学，2017.

［3］ 朱晔，顾君玲. ω – 3 脂肪酸肠外营养对重症肿瘤患者炎症反应、免疫及预后的影响［J］. 护理实践与研究，2018，15（15）：84 – 86.

［4］ 陈欢，郭卫东. ω – 3 多不饱和脂肪酸相关肠内营养对恶性肿瘤患者营养状态的影响及评估［J］. 世界最新医学信息文摘，2017，17（99）：46 – 47.

［5］ 李冰清. ω – 3 脂肪酸肠内营养制剂对神经重症的应激状态和营养代谢的影响［D］. 承德医学院，2016.

［6］ 李静，王永，杨耀东，雷新涛，肖勇. 棕榈油与常见食用油脂肪酸组分的比较分析［J］. 南方农业学报，2016，47（12）：2124 – 2128.

［7］ 靖会，赵慧茹，佐建锋. 20% 中/长链脂肪乳注射液制备工艺研究［J］. 应用化工，2015，（44）2：321 – 324.

［8］ 刘红霞，贾少婷，桂仕林等均质工艺对纯牛奶乳脂肪球粒径的影响［J］. 农产品加工，2010，（12）：62 – 64.

［9］ Victoria Hammer Castellanos，et al. Modular Protein Supplements and Their Application to Long – TermCare ［J］. Nutrition in Clinical Practice，21（5）：485 – 504.

［10］ Palmer SC，et al. Serum levels of phosphorus，parathyroid hormone，and calcium and risks of death and cardiovascular disease in individuals with chronic kidney disease：A systematic review and meta – analysis ［J］. JAMA，2011，305（11）：1119 – 1127.

［11］ Paula Nicolás，et al. A review of magnetic separation of whey proteins and potential application to whey proteins recovery，isolation and utilization ［J］. Journal of Food Engineering，2018，246：7 – 15.

［12］ Boirie. Y，et al. Slow and fast dietary proteins differently modulate postprandial protein accretion ［J］. Proceedings of the National Academy of Sciences，1997，94（26）：14930 – 14935.

［13］ Paul，G. L. The Rationale for Consuming Protein Blends in Sports Nutrition ［J］. Journal of the American College of Nutrition，2009，28（sup4）：464 – 472.

［14］ Patrice Darmon，et al. Oral nutritional supplements and taste preferences：545 days of clinical testing in malnourished in – patients ［J］. Clinical Nutrition，2008，27（4）：660 – 665.

［15］ Denis Fouque，et al. Balancing Nutrition and Serum Phosphorus in Maintenance Dialysis ［J］. American Journal of Kidney Diseases，2014，64（1）：143 – 150.

［16］ Juliana de Aguiar Pastore Silva，et al. Omega – 3 supplements for patients in chemotherapy and/or radiotherapy：A systematic review ［J］. Clinical Nutrition，2014，34（4）：359 – 366.

［17］ J. Faber, et al. Rapid EPA and DHAincorporation and reduced PGE 2levels after one week intervention with a medical food in cancer patients receiving radiotherapy, a randomized trial ［J］. Clinical Nutrition, 2013, 32 （3）: 338 – 345.

［18］ C. Finocchiaro, et al. Effect of n – 3 fatty acids on patients with advanced lung cancer: a double – blind, placebo – controlled study ［J］. British Journal of Nutrition, 2012, 108 （2）: 327 – 333.

［19］ Fearon, et al. Effect of protein and energy density n – 3 fatty acid enrich oral nutrition supplement on loss of weight and lean tissue in cancer cachexia: Arandomised double blind trial ［J］. Gut, 2003, 52 （10）: 1479 – 1486.

［20］ Michel C. Mocellin, et al. A meta – analysis of n – 3 polyunsaturated fatty acids effects on circulating acute – phase protein and cytokines in gastric cancer ［J］. Clinical Nutrition, 2018, 34 （3）: 840 – 850.

［21］ 吴旭锦, 朱小甫, 郭泾利. 紫苏子油的应用研究进展 ［J］. 养殖技术顾问, 2011 （08）: 84.

［22］ 江东文, 黄佳佳, 蓝少鹏, 杜冰. 紫苏籽油研究进展概述 ［J］. 现代食品, 2017 （06）: 1 – 3.

［23］ 程体娟, 卜积康, 武莉薇, 马征蓉, 曹中吉, 李天健. 沙棘籽油的保肝作用及其作用机理初探 ［J］. 中国中药杂志, 1994 （06）: 367 – 370 + 384.

［24］ Hubbard, G. P, et al. A systematic review of compliance to oral nutritionalsupplements ［J］. Clinical Nutrition Supplements, 2010, 5 （2）: 58.

［25］ Stange. I, et al. Effects of a Low – Volume, Nutrient – and Energy – Dense Oral Nutritional Supplement on Nutritional and Functional Status: A Randomized, Controlled Trial in Nursing Home Residents. Journal of the American Medical Directors Association, 2013, 14 （8）: 628.

第五章　特殊医学用途配方食品的
临床应用创新及市场

在过去几十年的临床营养实践中营养治疗改善患者预后的功能已经得到认可，越来越多的医生和营养师变得更加重视临床营养，随之众多的企业也逐步进入临床营养产品和技术开发的领域中，从而使临床营养不断地得到发展。从普通食物混合制备而成的匀浆膳，到具有特定配方、适用于特殊患者或者情况下的 FSMP，从直肠灌注营养物质，到经皮内窥镜空肠造口术，都显示出了临床营养的发展。临床营养指导着 FSMP 的开发方向和趋势，二者相辅相成，FSMP 在临床营养中具有重要的地位，其产品创新也与临床营养的创新密不可分。

FSMP 的创新可细分为 6 个步骤：①基础研究（疾病与营养的关系）；②产品开发；③临床研究；④产品批准；⑤回报；⑥产品营销。在整个开发过程中需要克服由于资金、临床研究、知识结构、不确定的回报和患者接受度等造成的产品创新障碍。

营养学基础研究和临床研究是行业创新和发展的基础，营养学与疾病的关系是 FSMP 产品创新和发展的基础，从注重宏量营养素（蛋白质、碳水化合物和脂肪）到对微量营养素（维生素、微量元素和矿物质）的合理运用，从常规脂肪到功能性脂肪的运用，从普通营养素到生物活性物质的添加，都是营养学与临床医学不断发展的结果。其研究结果不断推动产品的研发，比如 $\omega - 3$ 多不饱和脂肪酸在 FSMP 中的应用，推动了适合肿瘤患者 FSMP 的产生，如 Supportan®。再例如合理设定酪蛋白和乳清蛋白的比例能改善 FSMP 的临床效果。更加深入的研究发现，$\beta -$ 羟基 $- \beta -$ 甲基丁酸钙（HMB - Ca）结合锻炼有促进肌肉合成的作用，因此在 FSMP 产品配方中添加适量的 HMB - Ca 有利于肌肉减少症患者的营养支持。

在 FSMP 发展的初期，临床希望开发出一种针对某种疾病的产品以满足临床需求，但是在实际临床中，由于患者自身的复杂性，可能同时患有多种疾病，因此导致营养不良的原因是多样的，这便给临床营养的支持带来了困难，使用何种产品便成了焦点，这导致了开发方向的分歧或者不确定。在欧美地区研究发现特定全营养产品与改良后的标准全营养配方并无本质差异，Berneis 和 Charlin V 等人使用标准 ONS 对 HIV 患者进行营养支持，发现标准全营养 ONS 也能够增加患者的体重、瘦体重，并且达到了氮平衡状态。Williams RF 等人使用改良后的高蛋白标准全营养 FSMP 与疾病特定型 FSMP（肾病型）进行对比研究，结果发现两者并无差异，所以有些企业便将开发方向确定为优化后的标准全营养配方，以期适合多种疾病，同时可以有效地减少研发费用。除了在配方上保持创新以满足更多的临床需求外，还需要对口感和包装规格进行细致的研究，以提高临床使用的依从性。G. P. Hubbard 等人对不同口味产品的依从性进行了研究，结果发现奶基型的产品比果汁型产品更受欢迎，这便为产品的开发方向奠定了数据基础。

临床研究也是 FSMP 创新中面临的巨大困难，临床方案设计的科学性、合理性直接影响着临床结局，所以需要对临床过程中的各种因素做科学的预判，比如患者依从性、并发症等。同时在临床试验中需要拟定统一的标准，不仅给予营养支持的方案需要统一，对各项指标的检测标准也要统一；同时还需要足够的样本量，以排除部分高变异结果对临床结果的影响，最终确定因果关系。

由于 FSMP 的口味并不如普通食物，因此使用依从性将是一个巨大的挑战，为了解决这一问题，必须考虑如何使用，这包括每日使用次数、每次使用量等参数。在2018 年国家食品药品监督管理总局发布的《特殊医学用途配方食品肾病临床试验指导原则（征求意见稿）》中已经充分考虑了临床试验中依从性的问题，在该指导原则中，不仅明确了"实验组样本数量不少于 100 例，同时规定脱失率小于 20%"，也对营养支持的方案给予了指导，规定"试验用样品每日摄入量不低于总能量的 40%，剩余能量应在医生或临床营养（医）师指导下摄入"，这便有效地提高了临床研究的可行性和科学性。

随着对疾病与营养认识的深入，加之患者个体的复杂性，有可能一个患者同时身患多种疾病，因此在此情况下特定全营养产品的局限性便有所显现，为了解决这种问题，部分研究者把产品的配方从针对某一种疾病的特定全营养产品，调整至针对更多疾病的特定全营养产品，如费森尤斯卡比公司的 Supportan®，其属于高蛋白配方产品，不仅适用于肿瘤患者和肌肉减少症患者，同时因为其属于高脂肪、低碳水化合物配方，也适用于慢性阻塞性肺疾病（COPD）患者；除此之外，按照目前市场上的产品分布可以得出配方研发已经从特定全营养产品到全营养产品的转变，比如费森尤斯卡比公司的 Fresubin® 2 kcal Drink 在欧洲属于一款全营养 FSMP 产品，其适应证除了常规营养不良外，还包括持续性血液透析、腹膜透析和肌肉减少症等。产品的不断创新奠定了临床营养创新的基础，使用全营养与非全营养产品配合满足同一种疾病不同营养状态的营养需求，使营养更加智能化、简单化。

第一节 特殊医学用途配方食品的临床创新和意义

FSMP 在国内外已经得到了广泛应用，积累了众多数据和案例，为新产品的开发或者是新的临床应用提供了数据基础。临床营养的创新目标是方便、准确地给予不同患者进行营养支持，以改善患者的营养状况，同时减少临床营养过程中的不良反应，提高依从性。为了达成此目标，需要在临床营养过程中不断创新，包括：①临床营养支持手段的创新。从 19 世纪的直肠营养支持到如今的 PEJ 都属于支持路径的创新，这为更多的患者提供了更便捷的营养支持方法；②营养支持方案的创新，亦称作个性化的营养支持方案。这类创新主要是以患者为中心，以提高临床营养支持的效果和降低不良反应的发生率为目标。为了达到这一目标，就必须对使用方法、使用途径及适应证做出个体化的研判，以期达到最佳的营养治疗效果。

在临床营养创新过程中会对产品提出更高要求，遇到的各种问题，如不良反应、依从性等都为产品的不断改进和创新提供了基础，这是临床营养创新的最重要的意义之一，其次通过临床营养的用法创新可以发掘"老产品"的潜力，使其价值再次得到提升。

科学界对疾病的发病机理及干预方法不断地深入研究，营养界也对疾病与营养的关系有了更深入的认识，不断产生更多的"理想治疗手段"，科学之谜的不断破解使这种"理想"的手段变成现实的治疗手段，从而使医生或营养师和患者有了更多选择。临床营养在疾病治疗过程中的重要性已经达成全球性共识，甚至在某些疾病中临床营养治疗也是疾病治疗手段中的一种。比如，自 1921 年发明生酮饮食（KD）以来，开启了天然食物用作治疗手段的先河。经过临床研究，难治性癫痫患者使用 KD 治疗可以有效地降低癫痫发作率，减少抗癫痫药物的用量。采用传统 KD 组有 6.8% ~9.6% 患者癫痫发作减少 90% 以上，有 17.8% ~24.7% 的患者癫痫发作减少 50% 以上，总有效率达到 50% 以上。传统的 KD 是一种高脂肪、低碳水化合物配方，来源于脂肪的能量约占总能量的 90%，剩余 10% 则由碳水化合物和蛋白质提供，其脂肪与非脂肪（碳水化合物和蛋白质）质量比为 4:1，虽然临床研究表明传统 KD 具有良好的临床效果，但是其配方在临床使用过程中容易引发呕吐、腹泻、腹痛等胃肠道不良反应，同时也会造成一过性的高脂血症，导致患者依从性较差，因此在临床上提出逐渐增加脂肪含量，先从脂肪/非脂肪比值为 1:1，逐渐增加为 2:1、3:1 直至 4:1，以增强胃肠道对 KD 的耐受性，提高临床使用依从性，降低不良反应，从而提高 KD 治疗的效果。

从 KD 临床应用案例可以看出该创新不仅提高了临床使用的依从性，降低不良反应发生率，还基于临床应用促进了产品的创新。为了方便患者和医生，纽迪希亚公司开发了用于 KD 治疗的产品 KetoCal®，以增加患者的依从性，满足临床上逐步提高脂肪比例的药企，该公司开发了两种不同脂肪/非脂肪比例的产品，包括 KetoCal® 3∶1 Powder 和 KetoCal® 4∶1 Powder，在不同生酮阶段使用。

在临床研究中发现，脂肪比例越高，不良反应发生率也越高，因此在该研究基础上便产生了改良版的阿特金斯饮食（modified Atkins diet，MAD），这也是一种高脂肪、低碳水化合物配方，MAD 在 1～3 个月治疗期间每日允许的碳水化合物摄入量为 10～15 g，最大允许摄入量为 20 g，其脂肪/非脂肪（碳水化合物和蛋白质）质量比值为 1∶1～1.5∶1，远远低于传统 4∶1 的标准，因此不良反应也相应减少，医生和患者对此的接受度也有所提升。随机临床研究显示，MAD 已经展现出其在难治性癫痫方面的优越性。

同时研究发现脂肪的种类和生酮速度具有一定的相关性，研究者发现 MCT 比长链脂肪酸（LCT）具有更快的生酮速度，可以有效地降低脂肪的摄入量，从而降低高脂血症发病率，同时又因 MCT 分子较小，对胆汁依赖低，可不通过胆汁形成乳糜微粒而直接进入肝门静脉吸收，有效地减少患者的肝脏负担，有利于保护肝脏。基于此特性 MCT 被越来越多地用于高脂肪产品的配方中，比如 Microlipid® 就是一款以 MCT 为原料制备而成的乳剂，可以用于 KD 治疗，另外费森尤斯卡比公司的 Fresubin® 5 kcal Shot 也属于高脂肪、低碳水化合物配方，其脂肪供能比高达 96.8%，碳水化合物供能 3.2%，脂肪以低油酸芥花油和 MCT 为来源，其中 MCT 的占比高达 13.9%，因此兼顾了 LCT 和 MCT 的优点。虽然该产品主要适合肿瘤、肾病和肝病患者，但是由于其配方与 KD 的要求十分接近，因此与其他产品联用，也可以尝试用于 KD 治疗。

通过对 KD 治疗难治性癫痫的案例回顾可知，临床营养治疗已经在某些领域取得了瞩目的成绩，但是仍然无法满足临床的需求，科学化、精准化、个性化的诉求越来越多。FSMP 临床应用创新的关键是以患者为中心，虽然在国内外已经上市了数百种 FSMP 产品，但是仍然无法满足不同患者或者不同病程的需求，为了满足这一需求，降低并发症及个体化营养需求，充分发挥现有产品的优势，在临床中可以采用现有产品组合而"创造"出新的产品，达到精准营养和个性化营养的目标，以减轻病程进展带来的负面影响。

在临床中相同疾病的不同患者的营养状况差异显著，即便是同一患者在不同病程的营养状况也有显著差异。韩四萍等人对 200 名慢性肾脏病（CKD）2～4 期患者在不同病程中的营养状况进行分析，结果发现在随访的第 1 天、第 12 个月、第 24 个月，CKD4 期组与 2 期和 3 期组血红蛋白比较有显著性差异（$p < 0.05$）；CKD2 期组第 1 天与第 12 个月血红蛋白比较差异有统计学意义（$p < 0.05$）；CKD4 期组随访第 1 天、第 12 个月、第 24 个月的血红蛋白比较，均有统计学差异（$p < 0.05$）。郭尔钢等人对鼻咽癌患者病程中的营养状况进行了研究，发现鼻咽癌患者营养不良主要源于患者自身肿瘤导致的全身性

炎症反应，受肿瘤位置和大小的影响，不同患者的食物摄入量不同，因此其营养状态也不同。N Gullett 等人对不同分期肿瘤患者的营养不良进行干预，结果表明在肿瘤初期，因为进食受限或者食物摄入不足会导致营养不良，但是可以通过饮食管理予以纠正，具有可逆转性，而当肿瘤患者随着病程的进展发生恶病质时，则产生炎症和神经血管病变，使其能量消耗明显增加；随着疾病继续进展，其身体组成会发生更多变化，多数肿瘤患者最终都会出现肌肉减少症，而恶病质和肌肉减少症具有不可逆转的特性。因此个体的复杂性决定了个性化营养支持方案的复杂性，需要根据患者的个体情况在不同阶段制定不同的营养支持方案，以延缓病程，提高患者的生活质量。为了达到这个目的，在产品满足患者需求的同时，还需要重点考虑患者使用的依从性，根据研究显示，在临床营养过程中，依从性是改善患者营养状况的因素之一，G. P. Hubbard 等人研究发现使用 ONS 的依从性比较高，为 80.9%。另外 FSMP 的摄入体积也是影响依从性的重要因素，研究结果表明能量密度越高（摄入体积越小）的产品依从性也越好，因此在临床中使用高能量密度 FSMP 产品的依从性要高于低能量密度产品。所以在国外已经上市的 FSMP 产品中，不仅可以看见高能量密度产品，还能看到各种不同包装容量，以满足不同患者的需求，比如 Fresubin® 2 kcal Drink 不仅具有 500 mL 用于管饲的产品，也有 200 mL 口服的包装规格，为了满足进食量小的患者的需求，还开发了 125 mL 的迷你包装。看似简单的规格创新却是对临床使用依从性深入研究的结果。

产品的开发速度永远滞后于临床的应用，随着产品能量密度的提高，其产品开发难度也越来越大，因此高能量密度产品的数量仍然有限，仍然无法满足市场或者患者的需求。另外产品的研发基于临床需求，一个产品从研发到上市，需要经过开发、临床试验、市场推广等环节，至少需要 3~5 年的时间，这无疑将导致临床产品不足。所以在临床营养支持中，可以借已上市的产品合理"创造"新的产品，即产品联用。比如利用蛋白质组件 Beneprotein®（雀巢）与标准全营养 FSMP 搭配使用，可以"创造"一个高蛋白配方，满足高蛋白摄入需求的肿瘤患者、肾病透析患者或者肌肉减少症患者；也可以利用高能量密度脂肪组件 Microlipid®（雀巢）与标准全营养 FSMP 产品联用，"创造"富含 MCT 的产品，以满足肝功能受损或者慢性阻塞性肺疾病患者的需求；亦可采用高能量密度产品与中等能量密度（1.5 kcal/mL）产品联合使用，以提高产品能量密度，从而改变液体摄入量。Fresubin® 5 kcal Shot 属于非全营养 FSMP（脂肪组件），其能量密度为 5 kcal/mL，根据说明书建议每天使用 1 瓶，可提供 600 kcal 能量；瑞能®的能量密度为 1.3 kcal/mL，按成年患者补充 1800~2100 kcal 能量计算，需要摄入 1380~1615 mL 液体，按照目前临床最大输注速度（100 mL/h）计算，完成输注需要 13.8~16.5 小时，这就限制了患者的活动，影响了患者的生活质量，如果在其中搭配使用 Fresubin® 5 kcal Shot

（120 mL），那么同样能量摄入条件下，液体总摄入体积减少24.4% ~21.91%，可以节约输注时间，减少活动受限时间，提高患者生活质量。

从以上案例可以看出，临床营养治疗创新的意义不仅在于有效减少临床中的不良反应，提升患者的生活质量，而且还有助于推动行业的发展和新产品的开发。除此之外，通过FSMP在临床应用上的创新，还可以有效解决FSMP产品不足的问题，拓展现有产品的适应证，以最小的成本使更多的患者受益，改善患者的生活质量。

第二节　临床精准营养的实施

精准营养是在精准医学基础上构建的一个全新领域，利用基因技术对DNA进行测定，以确定个人最佳的营养需求，目的是为了在满足个人营养需求的同时，将不良反应降到最低。

随着人类基因组计划的完成，精准营养具有了科学基础，2015年美国首先提出了精准医疗（precision medicine initiative）的概念，随后便出现了精准营养（precision nutrition）的概念。

精准营养是在精准治疗的概念下产生的，其目的是通过考察个体遗传背景、生活习惯（对某类食物是否有偏爱）、机体代谢特征、肠道微生物状态及生理状态进行综合评估，从而制定出一种安全的、高效率的营养干预方案，保证机体所需的营养，减少或者预防某类疾病的发展或者发生。国务院办公厅于2017年印发《国民营养计划（2017—2030年）》，其中明确提出要探索把握营养健康发展规律，充分发挥科技引领作用，加强适宜技术的研发和应用，提高国民营养健康素养，提升营养工作科学化水平。在国家政策的指引下，营养健康产业的发展迎来了全新机遇，"精准营养"也成为科研和行业发展的前沿和热点。

改革开放40年的发展，我国经济水平发生了翻天覆地的变化，人们对营养的要求也发生了巨大的变化，从20世纪70~80年代"吃得饱"到如今的"吃得好"，营养已经不是平日的一日三餐，而更多在于如何提高生活质量，"健康地吃"是当下的需求，因此如何健康、正确、科学地补充营养便成为了焦点。

精准营养与传统营养最大的不同点在于精准营养从分子角度进行营养干预计划的制订和实施，并非传统营养的"一刀切"模式。同时精准营养与"个性化营养"也具有本质的区别，它基于营养遗传学能为患者制订一套有效的、动态化的营养干预手段，同时对个体的机体代谢功能（包括不同营养素的合成、转运、吸收、代谢）、生活习惯、肠道维生素组学等因素综合考虑后制定合理的干预方案，以满足机体对营养素的需求。

精确、准时、共享、个体化是精准营养的 4 个基本要素,国际营养遗传学/营养基因组学学会提出,精准营养学具有以下 3 个维度:①根据年龄、性别及其他社会因素按照传统营养学指南将人群进行分层;②根据精确和深度的表型制定个性化的营养策略;③基于罕见高外显率的基因变异及个体对于特殊食物的反应的营养基因组学制定策略。

精准营养的实施要基于社会因素、个体代谢因素及遗传因素 3 个因素:①个体的消化道功能特征,消化道的功能分为物理性消化、化学性消化及微生物消化。在消化和吸收的整个环节涉及胃肠道蠕动、各种酶及微生物的影响,同时也受消化道发育情况及消化道缺陷的影响。②个体的饮食习惯,由于不同的地区的人们具有不同的饮食偏好,比如沿海地区摄入的动物蛋白主要以鱼、虾、贝类为主,而在草原广泛覆盖的地区则是以牛肉、羊肉等为主,因此在长期的过程中逐渐形成对特定营养素消化功能增强或减弱的现象,除此之外,饮食习惯还包括进食量、单次进食时间、进食频率等。③个体营养素代谢特征,对于健康人群,其营养素代谢特征可以采用营养基因组学进行测定,但是对于患有某种疾病或者使用药物进行治疗的群体,则需要根据实际情况进行科学评估,比如内分泌紊乱、腺体(如甲状腺、肾上腺)分泌异常、应激状态(发热、创伤、心理应激状态)、身体成分和营养底物、睡眠、临床护理、药物、疾病状态、神经介质和细胞因子及环境等多种因素都会影响个体营养素的代谢。

目前在临床上使用的营养筛查方法都基于测量人体各项指数、生化指标(生物标志物)、临床症状检查和饮食状况。常用的营养筛查工具包括:适用于住院患者的营养风险筛查 2002(nutritional risk screening 2002,NRS 2002)、主体整体评估(subjective globe assessment,SGA);适用于肿瘤患者的患者主观整体评估(patient generated subjective globe assessment,PG – SGA);适用于社区老年人的微型营养评估(mini nutritional screening tools,MNA);适用于社区人群的营养不良通用筛查工具(malnutrition screening tool,MUST)、营养风险指数(nutrition risk index,NRI)。以上各种营养筛查工具均属于传统的方法,从宏观角度去考察患者是否具有营养不良的状况或者风险,是在患者已经出现某些临床症状或者已经有临床症状倾向之后基于各项测定指标的测定结果,该测量评估方法是对已经发生的营养不良事件进行的统计,并非一种即时诊断工具,既不能用于制定对患者营养不良动态干预的方案,同时基于传统营养筛查制定的营养方案也难以做到精准化,不能在患者出现临床症状之前提前对营养风险进行干预,因此科学家们在不断地发展新技术,开发更加先进的技术手段以解决该问题。目前已经有科学家在某一些疾病的治疗中采用能够早期诊断营养不足或者风险的生物标志物,以在出现临床症状之前进行干预,从而减少营养不良造成的危害。

传统的营养筛查虽然能够利用一些生物标记物,如利用尿中氮、尿钠和尿钾的蛋白质摄取以及血浆中必需的膳食脂肪酸对患者的营养状况进行评估，但是这种评估受多种因素的影响，比如饮食习惯、自我报告方式等，因此需要更严谨的方法对营养风险进行筛查。新组学技术的发展（如代谢组学），可能成为准确测量的一种有效手段。代谢组学可以测量生物流体中小分子代谢物的全过程，从而提供患者在整个膳食管理过程中的营养素代谢状况。通过营养素代谢物的测定可以有效地掌握患者的代谢状况，从而合理地进行营养干预。

对于营养不良的干预首先要确定造成的关键原因，因此诊断的准确性和合理性将会是影响营养不良干预方案的核心。随着科学技术的发展，各种用于营养风险或者诊断的工具也应运而生。国外一项"营养生物标记物发展计划"［The Biomarkers of Nutrition for Development（BOND）Program］就是基于生物标记物的研究，为特定情况下的决策提供依据。该项研究中对各种微量营养素、相应的生物标志物及其生理水平与营养缺乏或营养不足以及可能的健康风险之间的关系进行了详细的评估。评估的准确性取决于生物标记物的科学性和可用性，即生物标记物是否能够真实地反映营养风险和患者当前的营养状况，因此对于标记物选择的科学性是应当首先考量的，其次应当对于生物标记物测量的准确性进行确定，以有效地评估营养状况和可能的营养风险，帮助医生制定合理的、有效的营养干预方案，以减少营养不良给患者带来的风险。

目前已有一些商业化的营养标记物测定工具，其中常见的测定工具包括 ADVIA Centaur XP Immunoassay System（Siemens Healthcare GmbH）、IMMULITE 2000 XPi Immunoassay System（Siemens Healthcare GmbH）、ACCESS 2 Immunoassay System（Beckman Coulter, Inc)，但是这类工具不适合即时诊断，不具备便携性，同时需要专业的技术专家和冷链运输，导致使用成本非常之高。

为了满足临床上对实时数据的需求，有科学家发明了微流控芯片，解决了便携性和即时性的问题，同时该芯片可以对血液、尿液等多种样本进行分析。已经可以商业化分析的生物标记物微流控芯片见表 5 – 1。

表 5 – 1　用于营养筛查的营养微流控芯片

营养标记物	样品	传感器
视黄醇致盲蛋白	人工血清	阻抗滴定
视黄醇致盲蛋白	血清	酶免疫测定
视黄醇致盲蛋白 4	血清	表面等离子共振
铁蛋白	血清铁蛋白	光子晶体光学传感器
25 – OH 维生素 D	标准 25OHD 溶液	表面等离子共振和电化学
转铁蛋白受体溶液	标准 sTfR 溶液	光子晶体光学传感器
转铁蛋白受体溶液	全血	免疫荧光测定
铁蛋白、视黄醇致盲蛋白、C 反应蛋白	全血	光电侧流分析
维生素 B_{12}	全血	侧流分析

随着计算机技术和芯片技术的不断发展，动态获得患者健康状况成为可能。采用微流控芯片对生物标志物进行检测，并将检测结果实时传输至计算机，便可以通过数据分析软件将所获得的动态数据进行统计，据此形成一个动态的营养干预方案，以最大程度地降低患者发生营养不良的风险。

随着基因组学的快速发展，科学家对于疾病与遗传之间的关系有了更加深入的了解。因此对于某些疾病可以更有效地利用组学技术和可穿戴设备，使精准营养技术在某些疾病中的应用更加广泛。最近进行的外显体测序研究，已经鉴定出100多个与2型糖尿病风险和血糖特征相关的基因座。代谢组学研究已经鉴定出与2型糖尿病相关的代谢物，可通过饮食对其进行潜在的修饰。除此之外也有大量的研究证据表明肠道菌群对疾病患者有血糖控制和病理生理学作用。这些研究结果都为2型糖尿病患者的个性化风险特征和分阶段性膳食干预提供了科学依据。Dong D Wang 等人对精准营养在2型糖尿病防治中的应用进行了详细描述，利用可穿戴设备采集数据、结合各种组学技术对相关信息进行大数据分析后，给予2型糖尿病患者合理的饮食指导，概念框架见图5-1。

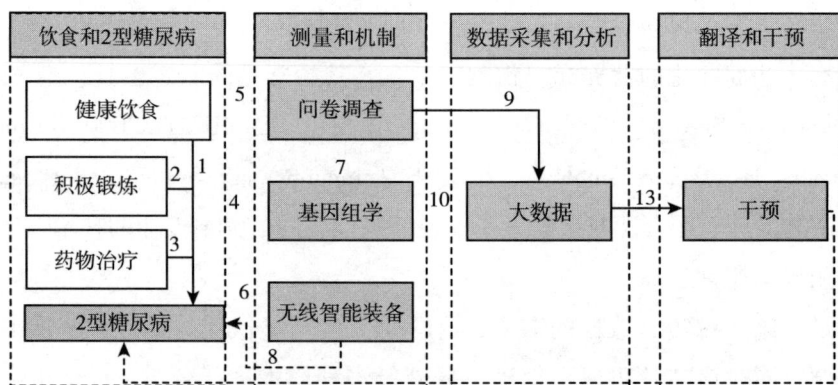

图5-1 精准营养在2型糖尿病预防中的框架概念

1. 健康饮食的一般建议；2. 饮食摄入与体力活动水平交互作用；3. 饮食途径与抗糖尿病药物的相互作用；4. 各种组学技术，如肠道微生物群以及表观基因组学，为深入表型个体特征和理解饮食和饮食背后的机制提供了强有力的工具；5. 食物频率问卷等有效问卷，是长期常用膳食测量的最重要和最可行的工具；6. 可穿戴设备和移动应用程序，提供客观和实时的饮食和身体活动测量；7. 应用在自由生活人群中改善饮食评估的组学技术；8. 可穿戴装置提供血糖和其他的连续措施；9. 生理变量来自流行病学研究中基于自报问卷的饮食评估工具；10. 组学研究；11. 可穿戴的数据输入设备；12. 常规临床措施，如空腹血糖和脂质；13. 利用大数据分析得出的结果通知开发和精准营养的应用

利用基因组学相关知识对营养不良进行分析和干预还属于新生事物，根据 Mary Rozga 博士等人的统计，2007～2017年间利用基因相关技术进行营养干预的论文数量为32篇，

虽然属于逐年增加状态，但是研究仍然很少，仅占总研究样本数据库的2.11%。详细数据见图5-2。

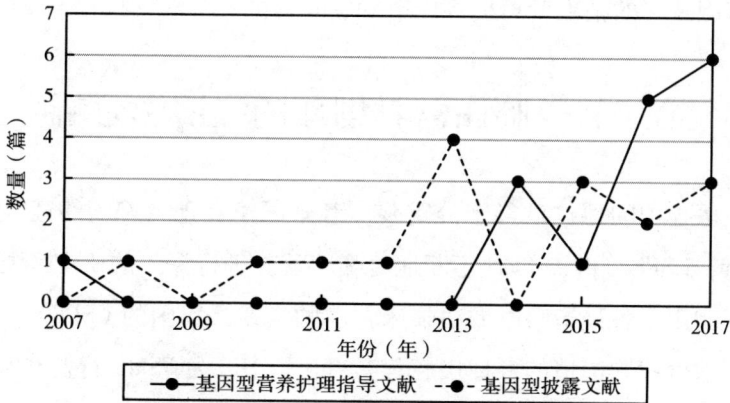

图5-2 2007~2017年利用基因技术营养干预文献数量

20世纪60年代，研究人员对患儿血液中的苯丙氨酸的浓度进行检验，以确定患者是否患有PKU，随后发现患有PKU的儿童是因为有基因缺陷，导致缺乏苯丙氨酸羟化酶，才不能将苯丙氨酸代谢，从而导致苯丙氨酸及其酮酸蓄积，并从尿中大量排出。研究还发现本病在遗传性氨基酸代谢缺陷疾病中比较常见，其遗传方式为常染色体隐性遗传。因此通过对患儿的基因检测就可以判断是否患有PKU，同时也可以根据基因检测的结果制定饮食方案，以缓解PKU的各种症状。PKU的营养治疗是精准营养的经典案例之一。

精准营养需要了解的不仅是一个科学的营养方案，更重要的是研究导致营养失衡或者疾病的原因。目前研究较多的是肠道微生物与疾病的关系。肠道微生物与人类相互依存，影响着人类的身体健康，肠道是人体微生物的主要聚集地，是一个复杂的生态体系。肠道微生物随着年龄的增长而变化，受环境、饮食习惯、生活方式等多种因素的影响，不同个体之间的微生物分布也不一样。健康的机体和微生物之间是共生关系，前者为后者提供营养，后者促进消化、吸收和合成机体所必需的营养素，而微生物的代谢产物也会影响人类健康。以患有炎症性肠炎（克罗恩病和溃疡性结肠炎）的患者为例，其肠道微生物平衡被破坏，研究发现在炎症性肠炎的患者肠道中存在大量特定的细菌和真菌，但是目前研究仍然不能确定是因为菌群失调导致了炎症性肠炎还是因为炎症性肠炎导致了菌群失调。

由于个人胃肠功能差异及饮食习惯差异，不同人对同一食物可能有其独特的代谢反应，随着基因组学的深入发展，疾病与基因之间的关系将会被更深入地认识，通过对个人的消化、吸收特征进行深入研究（比如消化道中各种酶的数量和类型），能够设计出一种基于肠道维生素、消化道功能、个体特征及代谢反应的个体化营养方案，从而达到精准营养治疗的目的。随着技术的进步，将会有更多的疾病采用精准营养进行治疗或者干预，因此基于基因技术的精准营养也将迎来发展的契机。

第三节　临床营养创新的经济学分析

临床营养在医疗中的地位已经十分重要，各个国家和地区都纷纷建立起相关学会对该行业予以支持，ESPEN 和 ASPEN 不断地对临床营养进行深入的研究和支持，为了让更多的患者受益，制定了各种指南以推动临床营养的实践。我国的 CSPEN 在以上两个学会的基础上制定了适合我国国情的各种疾病营养治疗指南，为 FSMP 行业在我国的发展奠定基础，使 FSMP 产品的研发和使用从理论走向实践。由于临床营养的创新基于临床应用和产品的创新，因此其产生的经济学效果的体现主体应为患者和产品，其经济学体现可概括为：①降低患者临床医疗成本；②对已有产品价值再提升；③推动产品创新创造新的价值。

一、降低患者医疗成本

从经济学角度来讲，成本 – 效果关系一直是研究的重点，用于评价某种技术或者某类产品是否具有良好的临床价值。药物经济学的实际应用也已经有多年的历史，针对临床营养治疗的经济学评估也有诸多研究。

临床营养支持/治疗分为肠内营养（EN）和肠外（PN）营养，在临床上一直践行"只要肠道功能正常就使用肠内营养"（If the gut works, use it!）的格言，这足以说明 EN 的重要性，近些年来有众多的学者先后对 EN 和 PN 的优缺点进行比较，包括不良反应、成本、治疗效果等，其中成本的研究也相对比较多。1996 年，Chellis MJ 等人在美国对 ICU 患者临床营养支持的费用进行研究，经过对比发现 EN 的日均费用为 46 美元，而采用 PN 进行营养支持的费用日均为 471 美元，采用 EN 的成本仅为 PN 的 1/10。1999 年，Pietsch JB 等人研究了患有肿瘤的儿童采用 EN 与 PN 的治疗成本，结果采用 EN 管饲的成本为 25 348 美元，采用 PN 治疗的成本为 112 299 美元，采用 EN 的费用仅为 PN 的 22.6%。一项随机临床研究对于创伤患者采用 EN 和 PN 治疗的成本进行对比，结果发现采用 PN 的成本是 EN 的 4～15 倍。以上的研究针对约 20 年前的成本，而如今依然是使用 EN 的成本低于 PN。Z. Sadique 等人对 2388 名危重患者采用 PN 与 EN 的效果及成本进行了对比，结果显示 EN 与 PN 均不能改善临床效果，但是采用 PN 的成本高，在营养治疗的前 6 天，采用 PN 的成本比 EN 高约 40%，计算一年的总治疗成本，采用 PN 的总成本为 28 345 英镑，EN 成本为 26 775 英镑，采用 PN 比 EN 治疗成本高约 5.9%，造成 PN 比 EN 成本高的主要原因是护理成本和产品成本。

在众多的研究中肠内营养支持/治疗已经展现出了极大的经济学效果，结果显示采用 FSMP 进行营养支持可以降低患者的成本，但是在不同场所（医院或者家中及社区）、不同支持方式（口服或者管饲）及不同的疾病都会对成本有所影响。以口服补充途径为例，在医院和家中或者社区中长期使用的成本较为接近。

M. Elia 等人对已经公开的数据进行统计，结果显示采用 ONS 在社区进行营养治疗的患者 3 个月内的费用比对照组降低 9.2%（$p < 0.01$），治疗时间超过 3 个月，费用降低约 5%（$p > 0.05$）。

Castillo Rabaneda RM 等人在 1996 年对采用口服、鼻 – 胃管和 PEG 三种不同肠内营养支持的 65 名患者的营养治疗成本进行研究，结果发现成本最低的支持方式为鼻 – 胃管，而采用口服的成本相对稍高，主要是因为口服的产品价格更高。

从以上各个研究可以看出，临床营养的成本受支持方式、产品种类、疾病种类及支持时间等多个因素的影响，因此不能单纯地对某一类产品给予简单的优劣评价，必须结合在实际应用中的实际场景，根据具体情况再进行评价。但总体来讲，对于普通轻微疾病，如围手术期、疾病恢复期，EN 可能具有更好的经济学优势。

二、产品价值再提升

产品的价值提升主要在于发挥其作用，对于某些产品来说可能临床经验不足，还不能广泛地用于相关疾病的营养治疗，但是对于一些已经上市多年的"老产品"而言，则可能存在着无法应用于新适应证的难题。因此临床营养的创新为"老产品"发挥更多的价值创造了机会，比如 1979 年诞生的瑞素®，至今已经约有 40 年的时间，40 年的临床应用足以说明其具有良好的安全性，但是因为其推出年代已久，某些方面已经显示出不足，如脂肪的种类、蛋白质的种类。因此在临床应用的基础上费森尤斯卡比公司不断对瑞素®的配方进行改善，试图开发更符合临床需求的配方，但是配方的开发具有一定的周期性，因此始终无法满足临床需求。不过临床应用的创新使需求在短时间内被满足成为可能，使"老产品"的良好安全性得以延续，同时采用创新纠正原有不足，老产品得以继续提升其价值。比如，瑞素®虽然是一个基本的全营养产品，无法适用于更多的适应证或者患者，但是如果采用非全营养 FMSP 产品 Fresubin® 5 kcal Shot（2010 年欧洲上市）与瑞素®联合使用，则可以有效地扩大产品的适用范围或者适应证，从而使"老产品"发挥更多的价值。瑞素®与 Fresubin® 5 kcal Shot 联用后的配方特征与可扩展的适应证见图 5 – 3、5 – 4 及表 4 – 18。

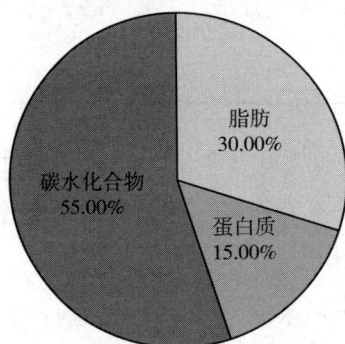

图 5 - 3　瑞素®能量分布图

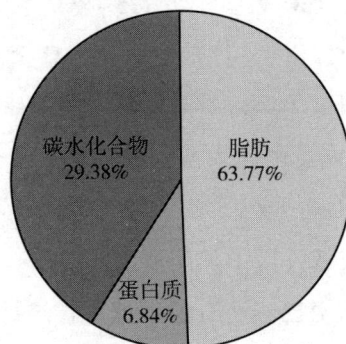

图 5 - 4　瑞素®与 Fresubin® 5 kcal Shot 联用后的能量分布图

从费森尤斯卡比公司网站可知，Fresubin® 5 kcal Shot 适用于肿瘤、肝病和慢性肾病患者，而瑞素®适用于多种疾病，因此单纯选择以上两个品种中的任何一个均只能在相对单一的人群中使用。当瑞素®与 Fresubin® 5 kcal Shot 联用后，不仅可以使原来单一产品的原有优势继续发挥，同时联用后创造的"新产品"有了更大的价值，扩大了产品的适用人群，提高了其临床应用价值。

三、推动产品创新，创造新的价值

新产品的出现是以临床需求为驱动力的，在现阶段随着临床营养的不断深入研究，已经出现了临床需求与产品供应的矛盾，由于目前产品品种不够丰富，使得选择何种产品能最大提高临床营养治疗效果，及如何提高患者的依从性成为临床营养治疗过程中亟待解决的问题，这也是促进产品开发的主要驱动力。当现有产品无法满足临床需求时，常常会促使新产品的开发。因为在 FSMP 产品的开发过程中，要根据营养学基础研究、临床研究、临床需求和使用方法等内容进行综合考虑，所以临床营养的创新直接影响着产品的开发。

为了达到临床营养支持的目标，临床医生会根据一些基础研究进行新产品的创造。比如在临床研究过程中发现 MCT 比 LCT 具有更佳的生酮效果，因此有公司基于此将 MCT 油开发成用于 KD 治疗的产品，但是由于 MCT 油自身的特性，在食用时具有油腻感，口感相对较差，患者接受度低，在使用时便要求将其混入其他食物，比如可以将其混入牛奶中，再用果汁机等设备进行强烈搅拌，使 MCT 油借助牛奶中的蛋白质进行乳化，但是天然牛奶中不仅含有大量的碳水化合物，而且其乳化能力有限，所制备出来的产品并不完美，这种操作对患者有较高的要求，不仅要求其具备自行制作能力，同时要求具有能量换算的能力，因此使用极其不便，所以便有公司制备出了更易食用和使用的 FSMP 产品，例如纽迪希亚公司将 MCT 油制备成了水包油型乳剂（O/W）Liquigen®，该品种含有 50% 的 MCT 和 50% 的水。该品种不仅能量密度高，液体摄入量小，同时水包油体系也极好地解决了口感油腻的问题。

吞咽功能障碍是老年患者常见的疾病，因此在针对这类患者开发 FSMP 产品时就必须依据其病理特征。吞咽功能障碍患者因为某类疾病（如口咽部疾病、食管疾病、神经肌肉疾病）或者精神性疾病原因而无法或者不能自主进食，导致食物摄入量减少，为了满足这类患者对能量和营养素的摄入，就需要考虑使用更高能量密度的产品，在保证能量和营养素摄入的情况下尽可能减少 FSMP 的摄入体积。纽迪希亚公司的 Nutilis® Complete Stage 1 和 Nutilis® Complete Stage 2 是专为吞咽功能障碍患者开发的产品，该产品具有两个特征：①具有高能量密度，高达 2.4 kcal/mL，食用 125 mL 可以有效补充 300 kcal 的能量，使用高能量密度产品进行营养补充，提高了营养补充的有效性，降低了食物的摄入量，也提高了患者使用的依从性；②产品的黏度较普通全营养产品大，在食用过程中减少了因食用的液体黏度低而导致的呛食现象，避免造成吸入性肺炎，提高了患者的生活质量，并且降低了医疗成本。

液体摄入管理是临床中常见的操作方式，根据不同的患者的特征，使用不同的产品进行液体摄入管理。目前在我国已经上市的产品中能量密度最高的全营养产品和特定全营养产品的能量密度范围为 0.75～1.5 kcal/mL，已经能够初步满足临床需求，但是对于液体摄入严格受限制的患者而言，1.5 kcal/mL 的能量密度仍然难以满足其需求，因此就必须开发更高能量密度的产品，比如 2.0 kcal/mL 以上的产品。

在临床中根据疾病的进展或者严重程度不同，患者的液体摄入管理也有所不同，因此需要根据患者的情况进行严格的液体管理，对于这类患者需要使用高能量密度产品，以减少液体的摄入量，从而减轻器官的负荷。在临床中需要进行液体摄入管理的患者有危重患者、慢性肾病透析患者、脑卒中患者等。当机体器官存在障碍时，不能及时地维持体内水分的平衡将造成一些并发症，比如当水分摄入过多时，会造成心脏负荷加重，诱发心力衰竭，同时会造成血压升高。以慢性肾病透析患者为例，Carmin occali 进行了一项涉及 40 000 名患者的采用生物电抗阻的研究，分析标准液体摄入量和过多液体摄入量患者死亡的风险，结果发现液体摄入量超过 1L/d 时，患者的死亡风险增加 62%，校正后的结果依然显示死亡风险增加 26%。因此需要对其进行液体摄入限制。基于临床的需求，费森尤斯卡比公司在 2012 年上市了一款可以用于慢性肾病持续性血液透析或者腹膜透析的高能量密度、高蛋白产品 Fresubin® 2 kcal Drink，其能量密度高达 2 kcal/mL，其中水分含量仅为 70%（V/V），而另外一款可以用于严格液体摄入限制患者的产品 Fresubin® 5 kcal Shot，其含水量仅为 40%（V/V），特别适合严格液体摄入限制的患者。

以上几个案例均为以临床创新为驱动造就了产品的创新，新产品的上市不仅丰富了已有产品，为临床营养治疗提供了更多的选择，达到了临床营养的目标，还能最大程度地使患者受益。

参 考 文 献

［1］ Jia Long, et al. Lipid metabolism and carcinogenesis, cancer development ［J］. American Journal of Cancer Research, 2018, 8 (5)：778 – 791.

［2］ Juliana de Aguiar Pastore Silva, et al. Omega – 3 supplements for patients in chemotherapy and/or radiotherapy：A systematic review ［J］. Clinical Nutrition, 2015, 34 (3)：359 – 366.

［3］ Fearon, et al. Effect of protein and energy density n – 3 fatty acid enrich oral nutrition supplement on loss of weight and lean tissue in cancer cachexia：Arandomised double blind trial ［J］. Gut, 2003, 52 (10)：1479 – 1486.

［4］ Durkalec – Michalski, et al. The Effect of a 12 – Week Beta – hydroxy – beta – methylbutyrate (HMB) Supplementation on Highly – Trained Combat Sports Athletes：A Randomised, Double – Blind, Placebo – Controlled Crossover Study ［J］. Nutrients, 2017, 9 (7)：753 – 774.

［5］ Williams RF, Summers AM. Do hemodialysis patients prefer renal – specific or standard oral nutritional supplements? ［J］. Journal of Renal Nutrition, 2009, 19 (2)：183 – 188.

［6］ Hubbard, G. P, et al. A systematic review of compliance to oral nutritional supplements ［J］. Clinical Nutrition, 2012, 31 (3)：293 – 312.

［7］ Eric H, et al. Optimal clinical management of children receiving dietary therapies for epilepsy：Updated recommendations of the International Ketogenic Diet Study Group ［J］. Epilepsia Open, 2018, 3 (2)：175 – 192.

［8］ Seo JH, Lee YM, Lee JS, et al. Efficacy and tolerability of the ketogenic diet according to lipid：nonlipid ratios – comparison of 3：1 with 4：1 diet ［J］. Epilepsia, 2007, 48 (4)：801 – 805.

［9］ Bergqvist AG, et al. Fasting versus gradual initiation of the ketogenic diet：a prospective, randomized clinical trial of efficacy ［J］. Epilepsia 2005, 46 (11)：1810 – 1819.

［10］ Sharma S, et al. Use of the modified Atkins diet for treatment of refractory childhood epilepsy：a randomized controlledtrial ［J］. Epilepsia 2013, 54 (3)：481 – 486.

［11］ N Gullett, et al. Cancer – induced cachexia：a guide for the oncologist ［J］. Journal of the Society for Integrative Oncology, 2009, 7 (4)：155 – 162.

［12］ GP Hubbard, et al. A systematic review of compliance to oral nutritional supplements ［J］. Clinical Nutrition, 2012, 31 (3)：293 – 312.

［13］ 蔡夏夏，余焕玲，肖荣，等. 精准营养学时代营养学教学面临的机遇和挑战 ［J］. 卫生职业教育，2018, 31 (20)：91 – 92.

［14］ 刘祥瑞. 精准营养于疾病预防和干预的重要性 ［A］. 中国营养学会. 中国营养学会第十次特殊营

养学术会议论文集［C］. 中国营养学会：中国营养学会，2017：1.

［15］Shilpa N，et al. One（small）step towards precision nutrition by use of Metabolomics［J］. The Lancet Diabetes & Endocrinology，2017，5（3）：154 – 155.

［16］Balaji Srinivasan，et al. Precision nutrition – review of methods for point – of – care assessment of nutrition-alstatus［J］. Current Opinion in Biotechnology，2017，44：103 – 108.

［17］Fuchsberger C，et al. The genetic architecture of type 2 diabetes［J］. Nature，2016，536（7614）：41 – 47.

［18］Dong D Wang，et al. Precision nutrition for prevention and management of type 2 diabetes［J］. The Lancet Diabetes & Endocrinology，2018，6（5）：416 – 426.

［19］罗宾. 精准营养的好处［J］. 心血管病防治知识（科普版），2017（10）：10 – 11.

［20］Truong DT，et al. Microbial strain – level population structure andgenetic diversity from metagenomes［J］. Genome Research，2017，27（4）：626 – 638.

［21］Honda K，et al. The microbiota in adaptive immune homeostasis and disease［J］. Nature，2016，535（7610）：75 – 84.

［22］Thaiss CA，et al. The microbiome and innate immunity［J］. Nature，2016，535（7610）：65 – 74.

［23］Derrien M，et al. Rethinking diet to aid human – microbe symbiosis［J］. Trends Microbiol，2017，25（2）：100 – 112.

［24］Shanahan F，et al. Feeding the microbiota：transducer of nutrient signals for the host［J］. Gut，2017，66（9）：1709 – 1717.

［25］Josephine Ni，et al. Gut microbiota and IBD：causation or correlation?［J］. Nature Reviews Gastroenterology & Hepatology，2017，14：573 – 584.

［26］Chellis MJ，et al. Early enteral feeding in the pediatric intensive care unit［J］. Journal of Parenteral and Enteral Nutrition，1996，20（1），71 – 73.

［27］Sadique Z，et al. Effectiveness and cost – effectiveness of early nutritional support via the parenteral versus the enteral route for critically ill adult patients［J］. Journal of Critical Care（2018），doi：10. 1016/ j. jcrc. 2018. 08. 025

［28］Elia M，et al. A systematic review of the cost and cost effectiveness of using standard oral nutritional supplements in community and care home settings［J］. Clinical Nutrition，2016，35（1）：125 – 137.

［29］Elia M，et al. A systematic review of the cost and cost effectiveness of using standard oral nutritional supplements in the hospitalsetting［J］. Clinical Nutrition，2016，35（2）：370 – 380.

［30］Carmin occali，et al. chronic fluid overload and mortality in ESRD［J］. J Am Soc Nephrol，2017，28（8）：2491 – 2497.